U0295025

华西口腔医院医疗诊疗与操作常规系列丛书

口腔影像科诊疗与操作常规

主　编　王　虎

编　　者（以姓氏笔画为序）

　　　　王　虎　任家银　刘　莉　刘媛媛　吴红兵　宋　宇
　　　　周雄伟　郑广宁　赵　蕾　胡洪英　游　梦

主编助理　刘媛媛

人民卫生出版社

图书在版编目（CIP）数据

口腔影像科诊疗与操作常规 / 王虎主编 . —北京：
人民卫生出版社，2018

（华西口腔医院医疗诊疗与操作常规系列丛书）

ISBN 978-7-117-27651-1

Ⅰ. ①口… Ⅱ. ①王… Ⅲ. ①口腔疾病 - 影象诊断 -
技术操作规程 Ⅳ.①R78-65

中国版本图书馆 CIP 数据核字（2018）第 239941 号

| 人卫智网 | www.ipmph.com | 医学教育、学术、考试、健康，购书智慧智能综合服务平台 |
| 人卫官网 | www.pmph.com | 人卫官方资讯发布平台 |

口腔影像科诊疗与操作常规

主　　编：王　虎
出版发行：人民卫生出版社（中继线 010-59780011）
地　　址：北京市朝阳区潘家园南里 19 号
邮　　编：100021
E - mail：pmph @ pmph.com
购书热线：010-59787592　010-59787584　010-65264830
印　　刷：廊坊一二○六印刷厂
经　　销：新华书店
开　　本：710×1000　1/16　　印张:6
字　　数：101 千字
版　　次：2018 年 11 月第 1 版　2020 年 12 月第 1 版第 4 次印刷
标准书号：ISBN 978-7-117-27651-1
定　　价：35.00 元

打击盗版举报电话:010-59787491　E-mail:WQ @ pmph.com
（凡属印装质量问题请与本社市场营销中心联系退换）

总序

四川大学华西口腔医院始建于 1907 年，是中国第一个口腔专科医院。作为中国现代口腔医学的发源地，华西口腔为中国口腔医学的发展作出了杰出贡献，培养了一大批口腔医学大师巨匠、精英栋梁和实用人才。

百余年来，四川大学华西口腔医院坚持医疗立院、人才兴院、学术强院的发展思路，在临床诊疗、人才培养、科学研究、文化传承中不断创新发展，形成了华西特色的口腔临床诊疗规范和人才培养模式，具有科学性、指导性，易于基层推广。在多年的医疗工作、临床教学、对外交流、对口支援、精准帮扶工作中，深深地感到各层次的口腔医疗机构、口腔医务工作者、口腔医学生、口腔医学研究生、口腔规培医师，以及口腔医疗管理人员等迫切需要规范性和指导性的临床诊疗书籍。为此，四川大学华西口腔医院组成专家团队，集全院之力，精心准备，认真撰写，完成了这套诊疗与操作常规系列丛书。

《华西口腔医院医疗诊疗与操作常规》系列丛书共分 17 册，包括口腔医学所有临床学科专业。本系列丛书特点：①理论结合实际，既包括基础知识，又有现代高新技术；内容编排更贴近临床应用，深入浅出的理论分析，清晰的工作流程，明确的操作步骤；②体系完整，各分册既独立成书，又交叉协同，对临床上开展多学科会诊、多专业联动也有较强的指导性；③内容周详，重点突出，文笔流畅，既能作为教材系统学习，又能作为工具书查阅，还能作为临床管理工具运用，具有非常强的可阅读性和可操作性。

衷心感谢主编团队以及参与本系列丛书撰写的所有同仁们！感谢人民卫生出版社在出版方面给予的大力支持！感谢所有的读者！

谨以此书献给四川大学华西口腔医院 111 周年华诞！

《华西口腔医院医疗诊疗与操作常规》总主编

2018 年 9 月于华西坝

前言

口腔影像科是口腔医院或口腔诊所不可或缺的重要辅助科室，一般设置有牙片机、全景机、CBCT 机，还可根据不同情况和需求设置螺旋 CT、B 超和心电图机等；影像科主要提供口腔颌面部疾病的影像检查和影像诊断，帮助临床医师作出准确的诊疗计划。口腔影像科涉及放射防护等重要问题，因此，在口腔影像科的设立、设备的购买和使用均需要按照国家相关规定进行检测和申请；不同设备的使用和不同 X 线片的诊断也需依循标准流程，才能得到高质量的 X 线片和更加准确的影像诊断。

本书共分十章。第一章介绍了口腔影像科工作人员资质及管理规范，包括口腔影像科工作人员必须取得的资质、专业能力以及科室日常管理等内容。第二章介绍了口腔影像科放射防护规范，放射防护既是口腔影像科日常工作的必需环节，也是卫生行政部门和环保部门重点检查的内容，本章详细介绍了放射防护原则、防护方法、机房建设规范和环保要求。第三章介绍了口腔影像科的操作规范，包括常见射线装置的操作流程和规范、拍摄前准备、拍摄方法和注意事项。第四章介绍了口腔疾病的临床影像特征及阅读 X 线片的规范，临床医师必须按照正确的阅片流程才能得到更加准确的影像诊断。第五章为口腔影像对于口腔疾病的诊断规范，分别介绍了牙片、全景片、CBCT 和螺旋 CT 的具体阅片要求和诊断流程。第六章详细介绍了儿童及老年人口腔颌面部 X 线片拍摄操作及诊断规范。口腔信息化和数字化是口腔影像的发展方向，第七章介绍了口腔 PACS 系统及 RIS 系统应用规范，这两个系统是口腔数字化必要的基础，否则数字化就会成为空谈。第八章为口腔影像科护理规范，口腔影像科护理往往容易被忽视。事实上，规范的口腔影像科护理能够帮助日常工作得以正常而稳健的开展，促进口腔影像科的健康发展。第九章简要介绍了口腔科应用的心电图及 B 超的诊疗规范。第十章为口腔影像专业临床药物试验（GCP）质量管理规范，因为心电图和 X 线片往往作为重要辅助检查方法，几乎参与到所有口腔临床药物试验中，因此单独成章，作为需要参与口腔临床药物试验的所有口腔医师的规范参考。

本书是根据四川大学华西口腔医院影像科临床工作的实际内容，总结出口腔影像科诊疗及操作常规，旨在为现在或者今后相关医院或诊所开展口腔影像工作提供一些规范的流程，按照法律法规的要求完成影像科的建设及开展优质的影像诊疗工作。但由于时间紧迫，书中难免有不足之处，敬请海涵，多提宝贵意见以利于改正。

王　虎

2018 年 6 月

目录

第一章

口腔影像科工作人员资质及管理规范

第一节　口腔影像科工作人员资质规范

一、口腔影像科医师资质规范

1. 经职业健康检查,符合放射工作人员的职业健康要求。

2. 经过放射防护有关法律知识培训并考核合格;获得《放射工作人员证》。

3. 遵守放射防护法规和规章制度,接受职业健康监护和建立个人剂量监测管理制度。

4. 从事口腔影像诊断工作的人员最好为全日制口腔医学专业研究生,并且持有口腔专业《医师执业证书》,负责口腔疾病的 X 射线影像诊断工作。

5. 有螺旋 CT 和 MRI 的口腔诊疗机构可聘用临床影像专业人员,取得相关资质和《执业医师证》,负责临床影像相关诊断工作。

二、口腔影像科技师资质规范

1. 经职业健康检查,符合放射工作人员的职业健康要求。

2. 经过放射防护和有关法律知识培训并考核合格;取得《放射工作人员证》。

3. 遵守放射防护法规和规章制度,接受职业健康监护和建立个人剂量监测管理。

4. 目前国家对口腔放射技术员的资质无强制性规定,但不建议用护士或与无医学背景的人员从事口腔影像照片工作。

三、口腔影像科护士资质规范

1. 经职业健康检查,符合放射工作人员的职业健康要求。

2. 经过放射防护和有关法律知识培训并考核合格;取得《放射工作人员证》。

3. 遵守放射防护法规和规章制度,接受职业健康监护和建立个人剂量监测管理。

4. 持有《护士资格证》。

第二节　口腔影像科的管理规范

一、放射防护及质量管理

1. 建立由院领导负责的口腔放射防护管理小组。

2. 影像科成立质量及控制管理小组,制订质量管理制度,定期召开质控会议。

3. 定期抽查影像资料,统计甲、乙片率和废片率。

二、放射设备管理

1. 专人负责设备管理,每年制作设备清单。

2. 定期进行设备稳定性检测、设备性能检测及场所辐射检测。

3. 螺旋 CT 等大型设备在购买前需要取得乙类大型医用设备配置许可证。

4. 所有新设备需完善 X 射线设备性能与防护检测,合格后上报主管卫生部门和环保部门进行备案,并将设备增加至《放射诊疗许可证》和《辐射安全许可证》副本内。

5. 停用或报废的设备同样需要经过卫生行政部门和环保部门的审核,并根据要求存放在指定地点。

6. 设备日常使用维修情况,需登记在设备维修本中,并长期保存。

三、档案管理

（一）科室一般档案管理

1. 人员资质材料管理；

2. 医院文件、法律法规文件管理；

3. 影像科室管理、医院感染管理；

4. 口腔影像科质控管理；

5. 影像科诊疗管理与持续改进、科室制度管理；

6. 影像设备管理档案、疑难病例档案、教学管理及继续教育档案管理。

（二）放射专科资料管理

1. 职业健康档案管理；

2. 个人剂量管理；

3. 影像科环保档案管理；

4. X线机及机房的检测档案管理；

5. 上级检查整改意见及反馈信息管理。

第二章

口腔影像科放射防护规范

第一节　X线防护的基本原则

一、X线防护的基本原则

1. 放射实践的正当化。
2. 放射防护的最优化。

二、个人剂量限值

1. 个人剂量限值　在1年内个人受到的外照射与摄入的放射性核素所产生的有效剂量的两者之和。
2. 剂量限值　是为了保护放射从业人员和非从业人员设定的安全标准。
3. 电离辐射对人体的作用过程是"可逆转"的,这种修复能力和个人差异及原始损伤程度有关。

第二节　口腔影像科工作人员及患者防护

一、口腔影像科工作人员要求

1. 口腔影像科工作人员必须年满18周岁。
2. 通过职业健康检查,符合放射工作人员的职业健康要求。

3. 放射防护和有关法律知识培训考核合格。

（1）范围：适用于一切从事电离辐射医学应用工作人员。包括医用X射线诊断、核医学工作者、放射治疗工作者等职业性放射工作人员以及电离辐射医学应用工作的医疗、科研、教学单位的相关专业人员、见习人员、有关管理人员等。

（2）培训目的：为了提高医学放射工作人员对放射安全重要性的认识，增强防护意识，掌握防护技术，最大限度地减少不必要的照射，避免事故发生，保障工作人员、受检者与患者以及公众的健康与安全，确保电离辐射的医学应用获取最佳效益。

（3）培训要求：①上岗前培训：培训时间不少于4天；②在岗期间培训：2次培训时间间隔不超过2年，每次培训时间不少于2天；③实习前培训：医学院校学生进入与放射工作有关的专业实习前，应接受放射防护基本知识的培训。

（4）防护培训内容：①内容和深度以及培训的频度和时间，与培训对象的职责和责任相称，与工作性质和条件相适应；②医学影像工作人员的放射防护培训中强调受检者与患者的防护，医疗照射的正当性判断和最优分析应列为放射防护培训的重要内容；③接触医用非密封放射性物质的工作人员的放射防护培训内容应包括照射防护和放射性废物处理知识；④X射线诊断、介入放射学、核医学和放射治疗的质量保证，应列为相应医学放射工作人员的放射防护培训内容；⑤放射防护培训内容应适时更新。

（5）培训方式：①根据培训对象的具体情况及其工作性质采取相应方式，如课堂教学、远程教学、现场实习和个人自学等；②课堂教学和远程教学可以放射防护基础知识和相关法律、法规、标准为主，较系统讲授共同性内容；也可以某方面专题为内容举办培训班；③现场实习以实际操作为主，侧重培养学员放射防护技能；④个人学习应由所在单位负责组织并安排，选择合适教材，提出统一要求。

（6）考核：①放射防护基本知识应列为医学放射工作人员的业务考核内容；②新入职的医学放射工作人员，应经过当地卫生行政部门举办的放射防护培训，经考核合格后方能上岗；③每2年应对在岗的医学放射工作人员进行一次放射防护知识的培训和考核；④应将每次培训情况及考核结果记录在《放射工作人员证》中。

（7）培训工作的实施：①单位负责人应对本单位的放射防护培训负责，定期核查培训效果;②各地卫生行政部门指定的放射防护培训机构应负责督促并协助各有关单位做好放射防护培训工作,同时建立师资队伍;③放射防护培训教学人员应熟知放射防护法律法规和标准;④对医学放射工作人员的放射防护培训应有档案记录。

4. 遵守放射防护法规和规章制度,接受职业健康监护和个人剂量监测管理。

5. 持有《放射工作人员证》。

6. 建议由口腔医学专业的医师担任口腔影像诊断工作。

二、口腔影像科工作人员健康标准

1. 口腔放射人员上岗前依法进行上岗前职业健康检查,符合健康标准的方可参加放射防护和相关法律知识培训。体检和培训的费用由工作单位承担。

（1）健康标准:放射工作人员健康标准基本要求包括病史和体格检查两部分:放射工作人员必须具备在正常、异常和紧急情况下,都能准确无误地、安全地履行其职责的健康条件。

1）明确记录个人史和家庭史、放射线及其他理化有害物质接触史、婚姻和生育史、父母子女健康情况等。

2）目前健康状况良好。

3）呼吸、循环、消化、内分泌、免疫、泌尿生殖系统、皮肤黏膜毛发及物质代谢等功能正常。

4）造血功能正常,如红细胞系、粒细胞系、巨核细胞系等,均在正常范围内。

外周血:

男:血红蛋白 120~160g/L,红细胞数（4.0~5.5）$\times 10^{12}$/L;

女:血红蛋白 110~150g/L,红细胞数（3.5~5.0）$\times 10^{12}$/L。

就业前:白细胞总数（4.5~10）$\times 10^9$/L,血小板数（110~300）$\times 10^9$/L

就业后:白细胞总数（4.0~11.0）$\times 10^9$/L,血小板数（90~300）$\times 10^9$/L

高原地区参照当地正常值范围处理。

5）神经系统功能、精神状态正常,情绪稳定。

6）听觉、视觉、嗅觉和触觉正常,能作正常的语言表达和书写。

7）外周血淋巴细胞染色体畸变率和微核率正常。

8）尿和精液常规检查结果正常。

（2）就业后定期检查的频率：①作为乙种工作条件者，每2年作一次全面医学检查，要求与就业前检查一致，检查结果与就业前检查的结果对比，以便判定是否适宜继续从事放射工作，或需调整做其他工作。如发现异常，应根据具体情况，增加检查频度及检查项目。②胸部X线照片检查（不做透视）应根据具体情况决定是否每年1次。间隔时间不长于2年。对于放射工龄长，年龄大的工作人员，应每年拍胸片1次，并进行早期发现癌症的各项检查。

（3）从事放射工作后应记录：①从事放射线的工种、工龄及剂量；②对放射工作的适应情况；③从事放射工作后，患过何种疾病及治疗情况；④有无受过医疗照射、过量照射、应急照射、事故照射等情况；⑤就业后至本次检查累积受照剂量当量。

（4）不适合从事放射工作的有关条件（详见《放射工作人员的健康标准（GBZ 98—2002）》中第四条）。

2. 放射单位负责向所在地县级以上地方人民政府行政部门为其申请办理《放射工作人员证》。

3. 口腔放射人员上岗前应接受放射防护和有关法律知识培训，考核合格方可参加放射工作。

4. 放射工作单位应当建立并按照规定的期限妥善保存培训档案。培训档案应当包括每次培训的课程名称、时间、考试或考核成绩等资料。

5. 所在的单位应该定期组织口腔放射工作人员进行职业健康体检，间隔时间不超过2年，必要时可增加临时性体检。

6. 放射工作人员脱离工作岗位时，放射工作单位应当对其进行离岗前的职业健康检查。

7. 口腔放射工作人员所在单位应当按照国家相关法律法规，安排本单位的放射工作人员接受个人剂量监测，并遵守下列规定：①外照射个人剂量监测周期一般为30天，最长不应超过90天；内照射个人剂量监测周期按照有关标准执行。②建立并终生保存个人剂量监测档案；③允许口腔放射工作人员查阅、复印本人的个人剂量监测档案。

8. 口腔放射工作人员进入放射工作场所，应正确佩戴个人剂量仪。

9. 对参加应急处理或受到事故照射的口腔放射工作人员，口腔放射工作单位应及时组织健康检查或医疗救治，按国家有关标准进行医学随访观察。

10. 怀孕的女职工不得参与应急处理和有可能造成职业性内照射的工作。哺乳期女职工在其哺乳期间应避免接受职业性内照射。

11. 参加短期实习的本科生、研究生及规培生不纳入口腔放射工作人员范畴。

三、口腔影像科工作人员防护原则和措施

（一）口腔放射卫生防护的基本原则

基本原则是正当化、最优化、个人剂量和危险限制（当量剂量限值化）。口腔放射不涉及内照射和放射源。

（二）工作人员的防护基本措施

1. 时间防护　①受照时间与受照剂量成正比，一切人员应尽可能减少在 X 线辐射场内停留受照时间；②在国家统一规定的休假外，放射工作人员每年可享受保健休假 2~4 周。享受寒、暑假的放射工作人员不再享受保健休假。人事放射工作满 20 年的在岗放射工作人员，可以由所在单位利用休假时间安排健康疗养。

2. 距离防护　与辐射源的距离和剂量成平方反比，距离增加 1 倍，剂量率减少到原来的 1/4。机房空间要求足够大，使 X 线有比较大的衰减。

3. 屏蔽防护　使用防护设施并合理穿戴个人防护衣具，在辐射源与人体之间设置能够吸收辐射的屏蔽物，减少受照剂量。

（三）口腔放射工作人员的防护具体措施

1. 口腔 X 射线工作者必须熟练掌握业务技术和射线防护知识，注意掌握其范围。

2. 用 X 射线进行各类特殊检查时，要特别注意控制照射条件和重复照射，对受检者和工作人员都应采取有效防护措施。0.25mm 铅当量防护衣（或背心）即可使散射线量减少到 1/500。

3. 摄影时，工作人员必须在屏蔽室等防护设施内进行曝光，除正在接受检查的受检者外，其他人员不应留在机房内。

4. 移动式和携带式 X 射线机原则上不允许使用，除非在受检者无法使用固定设备进行检查。并且 X 射线工作人员必须离管头和受检者 2m 以上，同时必须对周围人员采取防护措施。

5. 如果使用胶片进行拍片，摄影时工作人员应注意合理选择胶片种类，并重视暗室操作技术，以保证摄影质量，避免重复照射。

6. 在放射临床教学中,对学员必须进行射线防护知识的教育,并注意学员自身防护;对示教病例严禁随意增加曝光时间。

7. 坚持个人剂量监测　应坚持佩戴个人剂量计,及时了解实际受照剂量情况,改善工作环境的辐射防护水平。

8. 医用 X 射线诊断工作者所受的职业照射应遵从实践的正当性和防护的最优化原则。

四、口腔影像科患者防护

(一)一般防护原则

贯彻 X 射线应用正当化的原则,合理应用 X 射线。注意查阅以往检查资料,避免不必要的额外检查。

1. 口腔临床医师必须掌握各种医学影像技术的特点及适应证,不得盲目申请 X 射线检查。同时必须注意防止提出价值不大的重复性 X 线检查申请。

2. 口腔临床医师必须在 X 射线检查申请单中写明受检者的主要病史和已有的检查结果,指出 X 射线检查的目的和检查部位等,以便口腔放射工作者复核并正确实施检查。

3. 口腔放射工作者对所有 X 射线检查申请,均应认真复核,对不符合正当化原则的申请有权退回。

4. 对育龄妇女、孕妇和婴幼儿申请 X 射线检查,必须符合《放射卫生防护标准》的要求。

5. 用于科学研究的 X 射线检查,必须坚持受检者自愿的原则。

6. 在检查过程中,对受检者的非投照部位采取适当的防护措施。其余人员尽可能留在机房外。受检者需要陪护时,对陪护者也应采取相应的防护措施。

7. 参照国际基本安全标准(IAEA Safety Series No.115, 1996)有关放射诊断的医疗照射指导水平,认真选择操作参数,力求达到最低剂量。

8. 除了必需的透视检查外,尽量采用摄影检查。

9. 受检者所受的医疗照射,应遵循放射实践的正当性和放射防护的最优化原则,避免一切不必要的照射,对确实具有正当理由需要进行的医用 X 射线诊断检查,必须在获取所需诊断信息的同时,把受检者剂量控制到可以合理达到的尽可能低的水平。在不影响诊断的原则下,尽可能采用高电压、低电流和小照射野进行工作。

（二）特殊人群的放射防护

1. X 射线检查时,严格控制照射野,对儿童非照射部位尤其是性腺部位要特别注意防护,孕妇一般不宜做 X 射线检查。

2. 对儿童进行 X 射线摄影时,应采用短时间曝光的摄影技术。

第三节　口腔影像科机房建设的基本要求

一、申请卫生审查

1. 新建、扩建、改建口腔放射诊疗建设项目,口腔医疗机构应当在建设项目施工前向相应的卫生行政部门提交职业病危害放射防护预评价报告,申请进行建设项目卫生审查。

2. 通过卫生审查后,30 日内卫生行政部门作出审核决定,符合国家相关卫生标准和要求的,方可施工。

二、申请卫生验收

1. 建设项目竣工卫生验收申请;

2. 建设项目卫生审查资料;

3. 职业病危害控制效果放射防护评价报告;

4. 放射诊疗建设项目验收报告。

三、竣工验收

1. 应具备的基本条件　①有核准登记的口腔医学影像科诊疗科目;②口腔放射诊疗场所和配套设施要符合国家相关标准和规定;③有质量控制与安全防护专(兼)职管理人员和管理制度,并配备必要的防护用品和监测仪器;④还使用暗室进行胶片冲洗的单位应具有废液、废物达标排放的处理能力或者可行的处理方案;⑤具有放射事件应急处理预案。

2. 口腔医疗机构开展放射诊疗工作,应具备口腔放射影像医师。

3. 口腔医疗机构开展 X 射线影像诊断工作,应有口腔医用诊断 X 射线机或 CBCT 机、螺旋 CT 机等设备。

4. 口腔医疗机构应对下列设备和场所设置醒目的警示标志 ①口腔放射诊疗工作场所的入口处,设有电离辐射警告标志;②口腔放射诊疗工作场所应按照有关标准的要求分为控制区、监督区,在控制区进出口及其他适当位置设有电离辐射警告标志和工作指示灯。

5. 口腔科 X 射线机等都应有单独机房。

6. 医用诊断 X 射线机机房的设置必须充分考虑邻室及周围场所的防护与安全。

7. 机房面积应符合国家标准 ①牙片机房:最小有效使用面积 3m^2,机房内最小单边长度 1.5m;②曲面断层片机房:最小有效使用面积 5m^2,机房内最小单边长度 2m;③CBCT 机房:最小有效使用面积 5~10m^2,机房内最小单边长度 2~3m;④DR 机房:最小有效使用面积 24m^2,机房内最小单边长度 3.5m;⑤螺旋 CT 机房:最小有效使用面积 30m^2,机房内最小单边长度 4.5m。

8. 摄影机房中有用线束朝向的墙壁应有 2mm 铅当量的防护厚度,其他侧墙壁应有 1mm 铅当量的防护厚度。多层建筑中的机房,天棚、地板应视为相应侧墙壁考虑,充分注意上下邻室的防护与安全。机房门、窗必须合理设置,并有其所在墙壁相同的防护厚度。

9. 机房内布局要合理,要保持良好通风,不得堆放与诊断无关的杂物,机房门外要有电离辐射警告标志,并安设醒目的工作指示灯。

10. 受检者的候诊位置要选择恰当,并有相应的防护措施。

11. X 射线机操作台应安置在具有 0.5mm 铅当量防护厚度的防护设施内。

12. 每台 X 射线机应配备符合防护要求的各种辅助防护用品。

13. 各 X 射线机房内应配备固定特殊受检者体位的各种设备。

四、向卫生行政部门提出放射诊疗许可申请

1. 首先填写放射诊疗许可申请表。

2. 根据当地卫生行政部门要求准备相关申请文件 ①出示《医疗机构执业许可证》或《设置医疗机构批准书》(复印件);②放射诊疗专业技术人员的任职资格证书(复印件);③放射诊疗设备清单;④放射诊疗建设项目竣工验收合格证明文件;⑤根据不同省市卫生行政部门的要求,可能还需提供:建设项目职业病危害严重的放射防护预评价报告、建设项目职业病危害控制效

果放射防护评价报告、年度放射诊疗设备防护性能检测报告、《辐射安全许可证》、大型医用设备配置许可证明等文件。

五、卫生行政部门审查决议

1. 根据提供的申请,行政部门应该在 20 日内作出审查决定,对合格的予以批准,发给《放射诊疗许可证》。

2. 如果不予批准的,应书面说明理由。

六、登记核准

1. 口腔医疗机构取得《放射诊疗许可证》后,到核发《医疗机构执业许可证》的卫生行政执业登记部门办理相应诊疗科目登记手续。

2. 执业登记部门应根据许可情况,将口腔医学影像科核准到二级诊疗科目。

七、《放射诊疗许可证》的校验

1.《放射诊疗许可证》与《医疗机构执业许可证》同时校验。

2. 申请校验时提交本周期有关放射诊疗设备性能与辐射工作场所的检测报告、放射诊疗工作人员健康监护资料和工作开展情况等报告。

第四节 口腔放射防护的环保要求

一、相关法律法规

为加强放射源与放射装置放射防护以及放射性废物和废放射源的监督管理,保护环境,保障医护人员及患者健康,依据《中华人民共和国环境保护法》(2015)、《放射性同位素与射线装置安全和防护管理办法》(2011)、《放射环境管理办法》(1990)等有关法规,口腔影像科对于新建、改建、扩建的口腔科X线机建设项目的职业病防护设施,应当与使用场所同时设计,同时施工,在投入生产和使用前,并按照《建设项目职业病危害分类管理办法》(2009)要求办理相关审批手续,执行环境影响报告书(表)审批制度,首先进行辐射环境影响评估(简称环评),通过环评后方可进行建设。辐射项目的环境保护设施的竣工验收,必须有放射环境管理的专业人员参加,向环境保护行政主管部门申请验收,验收通过并取得《辐射安全许可证》后方可使用。

二、各类口腔影像科 X 线机房防护设施的技术要求

口腔科 X 线机房的设置应充分考虑邻室及周围场所的人员驻留条件。口腔专科医院的放射科及各类规模口腔诊所的放射室,射线装置的安置均要求达到辐射环保要求。

1. 口内机(牙片机)可在专用机房或治疗室内安装,每台口内机的最小有效使用面积不小于 $3m^2$,最小单边长度不小于 1.5m,辐射屏蔽有用线束方向铅当量要求 1mmpb,非有用线束方向铅当量要求 1mmpb。

2. 每台全景机安装在单独机房,最小有效使用面积不小于 $5m^2$,最小单边长度不小于 2m,辐射屏蔽有用线束方向铅当量要求 2mmpb(有头颅侧位摄影)或 1mmpb(无头颅侧位摄影),非有用线束方向铅当量均要求 1mmpb。

3. 每台口腔 CT 机安装在单独机房,卧位 CT 使用面积不小于 $15m^2$,最小单边长度不小于 3m,站位/坐位 CT 使用面积不小于 $5m^2$,最小单边长度不小于 2m。辐射屏蔽有用线束方向铅当量要求 2mmpb;非有用线束方向铅当量均要求 1mmpb。

4. 口内机房、全景机房、口腔 CT 机房的门窗应具有其所在墙壁的防护厚度及等效当量。

5. 距离牙片机房、全景机房、口腔 CT 机房屏蔽体表面 0.3m 处的辐射防护应同时满足要求 ①各类机房外的人员可能受到照射的年有效剂量应不大于 0.25mSv;②机房外周围剂量当量率控制目标值应不大于 2.5μGy/h。

6. 机房应设有观察窗或摄像监控装置,机房内要布局合理,合理设置门、窗的位置和 X 射线机有用束照射方向。机房内不得堆放与该设备工作无关的杂物。机房内应保持良好的通风,设置机械排风装置。

7. 机房门外醒目位置应设置电离辐射警告标志、放射防护注意事项,并安设醒目的工作状态指示灯,并与机房相通的门能有效联动。

8. 每台口腔科 X 射线诊断设备应配备铅橡胶颈套和铅橡胶围裙防护用品。进行儿童检查时应配备适合于较小体型的个人防护用品。成人个人防护用品的防护效果应不低于 0.25mmpb,儿童则应不低于 0.5mmpb。个人防护用品不使用时,应悬挂或平铺,不可折叠,以防止断裂,并定期进行性能检查。

三、设备及场所的防护监测

环境保护行政主管部门进行验收检测,机房防护设施、设备防护性能和机房周围辐射剂量监测指标应满足《医用 X 射线诊断放射防护要求》(GBZ 130—2013)。口腔科 X 射线机及其机房防护检测合格并符合国家有关规定后方可投入使用。

四、辐射环境管理制度要求

1. 严格执行《放射环境管理办法》,新建、改建、扩建和退役的所有辐射项目必须执行环境影响报告书(表)审批制度,首先进行辐射环境影响评估,通过环评后方可进行建设。

2. 一切辐射项目的环境保护设施,必须与主体工程同时设计,同时施工,同时投入使用。伴有辐射项目的环境保护设施的竣工验收,必须有放射环境管理的专业人员参加,经验收合格后,向环境保护行政主管部门申请验收,验收通过后方可启用。

3. 所有射线装置的使用场所必须设置防护设施,其入口处必须设置放射标志和必要的防护安全联锁,报警装置或者工作信号灯。

4. 发生放射性事故后,除启动放射事故应急预案外,依据相关法律法规,还需及时向环保部门报告。

5. 对已从事和准备从事放射工作的人员,必须接受体格检查并接受放射防护知识培训和法规教育,合格者方可从事放射工作。

五、《辐射安全许可证》申请领取

辐射项目的环境保护设施竣工,验收通过后需向环境保护行政主管部门申请《辐射安全许可证》,辐射工作单位申请领取许可证时,应向环境保护行政主管部门提交相关申请材料,并同时在全国核技术利用辐射安全申报系统(http://rr.mep.gov.cn)中录入相关资料。

1.《辐射安全许可证申请表》;

2. 企业法人营业执照正、副本或事业单位法人证书正、副本及法定代表人身份证原件及其复印件,审验后留存复印件,机构代码证复印件;

3. 本省环保厅审批的核技术利用环境影响评价批复文件;

4. 已有或拟有放射源和射线装置明细表;

　　5. 满足《放射性同位素与射线装置安全许可管理办法》第十三条至第十六条相应规定的证明材料　①辐射工作人员的辐射安全和防护专业知识及相关法律法规的培训考核的合格证；②辐射相关管理制度包括：辐射工作设备操作规程；辐射设备维护、维修制度；辐射防护和安全保卫制度；人员培训制度；人员健康及个人剂量管理制度；辐射人员岗位职责；辐射工作场所监测制度；重大辐射事故应急预案；

　　6. 职业健康检查合格证明；

　　7. 其他相关资料。

第三章

口腔影像科的操作规范

第一节　根尖片的操作规范

一、拍摄前准备

（一）X 线牙片机的准备

照片工作开始前应先打开 X 线牙片机电源,检查连接球管的机臂、控制面板时间等曝光参数按钮,以及曝光开关是否正常工作。

（二）传统胶片洗片机的准备

应定期更换新鲜的显影、定影液以及清水,并予以记录。每日工作前,工作人员应首先核对及检查自动洗片机中显影、定影液状态;然后再打开自动洗片机电源开关以及洗片轨道运转开关,检查洗片轨道以及洗片槽拉杆是否正常运转。

（三）间接数码成像板、扫描仪及成像软件的准备

1. 打开电脑以及配套软件,确认工作列表与医院信息系统处于正常连接状态。

2. 打开数码扫描仪,确认扫描仪与软件正常连接。

3. 清洁数码成像板正反面,用保护纸板夹住成像板,放入一次性保护套并封口。

（四）直接数码成像板及软件的准备

打开电脑及数模转换装置,连接直接数码成像板,在数据线上套入塑料保护套,成像板上套上一次性保护套并封口,在电脑上确认成像板数据连接正常后可以开始工作。

1. 工作人员的准备　①正规着装,佩戴个人剂量仪于胸前口袋,可选择穿戴帽子口罩；②接诊患者，核对患者申请单内容，包括登记号、年龄、性别以及拍片部位，并选择工作列表中对应的患者，避免发生信息传输错误；③每次拍摄操作前工作人员应佩戴一次性手套并及时更换。

2. 患者准备　①患者佩戴铅围脖遮挡甲状腺等部位，但应注意不能遮挡拍摄部位且不影响球管放置；②患者直立就坐，头托稳定头部。

二、拍摄流程

（一）患者体位正确

1. 拍摄上颌牙时，应保证患者上颌𬌗平面与地面平行，即体表外耳道口上缘与鼻翼之连线（听鼻线）与地面平行。

2. 拍摄下颌牙时，下颌𬌗平面应与地面平行，即体表外耳道口上缘与口角之连线（听口线）与地面平行。

（二）胶片放置及固定

确保感光面一侧紧贴被照牙的舌腭侧。

1. 投照前牙时，胶片竖放，边缘露出牙冠切缘约 5~10mm，被照牙位于胶片中间，嘱患者拇指（上颌前牙）或示指（下颌前牙）按压根尖位置固定胶片，或者使用前牙持片夹固定胶片。

2. 投照后牙时，前磨牙区传统胶片较柔软可以横放，数码成像板较硬则建议竖放，磨牙区胶片应横放，横放的胶片边缘高出𬌗面约 5~7mm，露出的边缘应与𬌗平面尽量平行，同样使用手指或后牙持片夹固定胶片。

（三）球管位置

1. 垂直角度　球管中心射线与地平面的夹角，指向足侧为正角度，指向头侧为负角度，角度的具体调节应参考球管侧的角度指示刻度。垂直角度的绝对值从前牙到后牙应相应逐渐减小。

投照角度：上颌前牙区 +50°~+60°，前磨牙区 +45°，磨牙区 +30°；下颌前牙区约 −30°，前磨牙区约 −20°，磨牙区约 −10°。

2. 水平角度　球管中心射线与患者头部矢状面及冠状面之间的夹角，体现了 X 中心射线在水平位置上朝牙近远中方向所倾斜的角度。由于上下牙颌弓形态基本一致，上下颌对应牙水平角度基本相同。

相对于矢状面，切牙区水平角度 0°，重点拍摄侧切牙可以向左右调整10°，尖牙区约 45°，前磨牙区约 60°，磨牙区约 75°。

水平角度也是一个参考值，由于个体间牙弓形态差别较大，在具体拍摄时,X线水平角还需随患者牙弓形态进行细微调整,避免近远中向的角度偏差导致的牙影像重叠和牙体扭转。

3. 体表标志　球管中心射线对应的体表标志点,在确定球管角度后,通过定位体表标志将X射线对准深部组织的被照牙根尖区。

（1）投照上颌牙时,体表标志是以外耳道口上缘与鼻尖的连线为假想线,即上颌中切牙通过鼻尖;单侧中切牙及侧切牙通过鼻尖与鼻翼连线之中点;单尖牙通过鼻翼;前磨牙通过瞳孔向下垂直线与外耳道上缘鼻尖连线的交点,即颧骨前方;磨牙通过外眦向下垂直线与外耳道鼻尖连线的交点,即颧骨后缘。

（2）投照下颌牙时,中心射线均在下颌下缘上10cm的假想线上,下颌牙片位置基本可视,因此球管只需要对准被检查牙齿调节垂直及水平角度射入X线即可。

（四）曝光

摆好球管位置后,嘱患者保持位置,调节曝光参数,进行曝光,通过铅玻璃窗观察患者,确保患者没有出现拍摄时移动,结束曝光。

（五）成像及影像处理与传送

1. 传统胶片成像　曝光完成后,将胶片移送至暗室或者自动洗片机的迷你暗室中,依次剥去最外侧的胶皮保护套、黑色避光纸以及锡箔纸后,将最内层的胶片夹在洗片夹上,或者投入自动洗片机的洗片槽中（一个槽内只能放置一张胶片）,然后依次通过显影、定影、水洗流程。自动洗片机每一步时间是固定的。暗室洗片应建立优化的洗片时间,E速胶片显影时间约30秒,定影时间约1~2分钟。显影定影液应根据洗片质量及时添加或更换。传统胶片应固定在影像专业用观片灯上观看。

2. 数码成像板成像　曝光完成后,在机房内将外层保护胶袋剥去,将最内层成像板送至操作间的扫描仪旁,期间应注意避免强光直射;在影像处理软件的工作列表中查找并选择患者姓名,点击进入扫描界面,并点击激活扫描按钮;此时扫描仪窗口打开,核对扫描仪屏幕中患者姓名后,将成像板金属圆片对准右侧磁铁装置;成像板被吸入,完成扫描与影像读入,成像板被推出扫描仪,同时擦除残留影像;将软件中的影像旋转到正确方向（上颌牙冠向下,下颌牙冠向上）,需要时调整亮度对比度,然后上传至PACS系统存储。

三、拍摄注意事项

（一）X线牙片机

X线牙片机通常由一组万向臂连接球管,根据需要拉动到任意位置和角度,因此可能发生滑动和偏移。在摆好球管位置后,应确认机械结构稳定。

（二）传统胶片

传统胶片应储存在阴凉干燥的环境中,同时应注意胶片保质期。拍摄时避免外力过度弯折。

（三）数码成像板

成像板有一定的寿命,使用时应注意爱护,避免外力弯折,定期清洗擦拭,并定期淘汰过度磨损的成像板。

（四）口内胶片放置

1. 胶片放置时,曝光面应紧贴牙面,朝向 X 线球管方向。

2. 拍摄上颌后牙时,要保证胶片后份上抬至胶片下缘与𬌗平面平行,于胶片中心按压固定。

3. 拍摄下颌后牙时,对于口底较浅的患者如儿童,以及咽反射较重的患者,应嘱患者放松口底,稍闭口,尽量下压胶片,并稍加大球管垂直角度,适当压缩牙体影像换取目标结构拍摄的完整性。此外,可以采用较小的 1 号片或者 0 号片,改善患者舒适度。

（五）球管摆位

1. 垂直角度不当会导致影像拉长或压缩失真,调整球管垂直角度时应根据胶片放置的角度,调整入射 X 线与胶片和牙齿之间的角平分线尽量垂直。

2. 水平角度不当会导致牙体水平向失真变形和邻牙重叠,调整球管水平角度时,应使入射 X 射线与牙体邻面尽量平行。

3. X 线照射区域与遮线筒大小相近,在球管摆位时,应使整张胶片完全处于 X 线照射区域内,避免胶片部分曝光导致白色未曝光区域的发生。

（六）曝光时间

1. X 线牙片机曝光量通常通过曝光时间的长短来调整。

2. 下颌前牙曝光时间最短,其次为上颌前牙,前磨牙及下颌磨牙再分别增加一个和两个档次,上颌磨牙区由于颧骨的遮挡,使用的曝光量最大。

3. 数码牙片的曝光时间比传统胶片短;而胶片的曝光时间与药水浓度和温度密切相关。

4. 特殊情况的处理　儿童及老年患者（骨质疏松的中老年女性）拍摄时,曝光时间应相应减少一档;头颅较大的中青年男性应增加一档曝光时间;需要倾斜角度或球管远离患者被照部位时,曝光时间增加一档。

（七）洗片

1. 传统胶片洗片,应定期更换显影液,如果显影液污染应立即更换,温度较低时应加热显影液保证显影效果。定影液也应定期更换,清水应每日更换。

2. 牙片自动洗片机洗片时,应注意每个洗片槽只能放一张胶片。

3. 数码片洗片前应注意成像板避光。

4. 将数码成像板放入扫描仪时,应特别注意将成像板摆正贴合好磁铁放入,勿将保护纸壳带入,否则容易造成卡片。

（八）患者配合

1. 拍摄前应嘱患者取下口内活动义齿。

2. 拍摄前嘱患者拍摄过程中需要保持稳定,工作人员在按下曝光按钮时从窗口观察患者情况;对于配合较差的儿童及老年患者应特别留意。

3. 对于咽反射较重的患者,拍摄上颌后牙区动作应轻柔,同时嘱患者稍低头,用鼻吸气口呼气,以减少不适。

4. 对于无法使用手指按压固定胶片或手持持片夹的患者,可以让家属辅助固定。

5. 患者按压胶片时应使用指腹按压,避免指甲在胶片上留下划痕。

第二节　全景片的操作规范

一、拍摄前准备

（一）医技准备

正确着装,佩戴个人剂量仪。

（二）全景机准备

打开电脑,登录操作系统,确认软件运行正常。打开全景机电源,确认操作面板显示正常,全景机与操作系统处于正常连接状态。

（三）患者准备

患者拍摄全景片(即全口牙位 X 线曲面体层片)前,应取下头颈部区域的金属物品,如活动义齿、耳环、项链、眼镜、发夹等,并按要求穿戴防护用品。

二、拍摄流程

1. 登入患者信息　工作人员接诊患者,确认申请单患者姓名、性别、年龄无误后,选择并登入该患者拍摄界面。

2. 设定全景机参数　选择合适的曝光模式及曝光因素。

3. 患者体位　患者取立位或坐位,矢状面与地面垂直,眶耳平面与鼻翼耳屏面的分角线与地面平行。正中定位线通过上下颌中切牙接触区,若前牙缺失,可利用鼻尖作为参考。调试尖牙定位线于上颌尖牙远中。可使用头夹固定患者。嘱患者双手握住扶手,合拢嘴唇,舌体紧贴上腭。

4. 曝光　曝光前嘱患者保持静止不动,再次确认患者信息无误后,按住曝光按钮至拍摄结束,同时观察患者,若发生意外情况及时终止曝光。

5. 影像处理与传送　确认图像质量合格,保存图像并上传至 PACS 系统。

6. 拍摄结束后请患者带好随身物品,离开照片室。

三、拍摄注意事项

（一）患者准备

患者按要求取下位于头颈部区域的一切金属物品。

（二）参数设定

根据患者年龄、性别选择合适的曝光模式及曝光剂量。

（三）患者体位

1. 颈椎需要呈垂直状态　避免颈椎过度前倾或后仰。

2. 下颌颏部置于颏托上。

3. 上下颌前牙需要咬在咬合杆的槽内,前牙缺失或无牙患者,可嘱患者轻咬舌尖。

4. 眶耳平面与鼻翼耳屏面的分角线需与地面平行。

5. 颌面部中线必须对齐。

6. 尖牙定位线调整　尖牙定位线应放置于患者上颌尖牙远中。

（四）拍摄过程中患者头部保持静止不动

拍摄前应与患者及家属进行良好的沟通,可使用辅助装置固定患者头位,必要时家属可穿戴防护用品陪同拍摄。对于无法配合的患者,应考虑选择其他检查方法。

第三节 CBCT 的操作规范

一、拍摄前准备

（一）拍摄前 CBCT 机的准备

1. 操作人员打开 CBCT 配套拍摄软件，测试软件是否正常运行。

2. 操作人员打开 CBCT 总电源，观察开机时控制面板的显示情况，检查机器启动时有无异常。

3. 操作人员确认拍摄软件与 CBCT 扫描硬件正常连接。

（二）拍摄前患者的准备

1. 患者摘取口内活动义齿、保持器，摘除颈部、耳部以及头部金属饰物。

2. 根据国家关于《医用 X 射线诊断放射防护要求》（GBZ 130—2013）的相关规定，应在拍摄 CBCT 片时为患者配备铅橡胶帽及大领铅橡胶颈套。但在实际临床工作中，由于颈部以上金属常会对 CBCT 图像质量产生严重影响，故多采用铅衣、铅围裙等对患者进行放射防护。

3. 对于特殊患者的 CBCT 拍摄，例如：重度外伤、老人、儿童等配合程度较差的患者，必要时家属可穿戴防护用品陪同拍摄。

（三）拍摄前操作人员的准备

1. 操作人员每日工作前应穿着好工作服，佩戴个人剂量仪于胸前口袋。每次拍摄操作前操作人员戴一次性手套。

2. 在下一位患者拍摄前，操作人员需更换颏托处的避污膜。

二、拍摄流程

1. 仔细输入和核对患者的信息，避免错误；打开软件后按照控制面板或者软件提示顺序逐步进入拍摄程序。

2. 根据患者申请拍摄部位的不同，操作者选择不同的视野范围。

（1）涉及少数牙或者单侧颞下颌关节区域的拍摄，选择小视野拍摄，其扫描精度更高。

（2）对于多颗牙缺失的患者以及患有颌面部肿瘤的患者，特别是颌面部外伤患者,常需采用大视野扫描。

3. 操作者可根据患者不同的年龄或者不同的临床需求进行扫描参数的调整。

(1)当患者为儿童或老年患者时,将管电流和管电压稍调低;

(2)主诊医师如果对患者的图像质量要求较高时,可以采用不同的图像拍摄模式等,使生成的图像质量更高。

4. 患者体位要求 ①当拍摄全颌牙列时,患者矢状面与地面垂直,眶耳平面与鼻翼耳屏面的分角线与地面平行,正中定位线与患者矢状中线平行;②当拍摄下颌骨单颌时,将下颌骨牙列咬合平面调整至与水平面平行;③当拍摄上颌骨单颌时,调整上颌牙列咬合面,使其与水平面平行。④操作人员使用颏托、头带或者头夹将患者头部固位,患者双手扶住设备把手以稳定身体。

5. 患者就位完毕,叮嘱患者在拍摄过程中上下颌牙列紧咬呈牙尖交错位(无特殊要求情况下),勿说话和吞咽,保持呼吸平稳。曝光前,再次确认患者头位是否正确。

6. 按住曝光键,待蜂鸣声停止或者软件提示扫描结束后松开曝光器。

7. 曝光完成后,操作人员松开颏托、解开头带,嘱患者离开拍摄位置,防止设备复位时与患者发生碰撞。

8. 操作人员在图像重建完成后对图像质量进行检查和评估,如果图像质量不佳或图像对阅片产生较大影响时须重新拍摄。

9. 操作人员及时将图像保存并传输至医院 PACS 系统,同时嘱患者相关注意事项,包括光盘的领取、报告打印等事宜。

10. 对于当日设备的使用及维修情况操作人员进行记录。

三、拍摄注意事项

1. 扫描参数设置合理 ①选择合适的扫描视野;②针对不同的患者或者不同的诊疗需求调整扫描参数。

2. 尽量摘除口内或头颈部区域金属物品。

3. 配合程度差无法拍摄的患者在尽量沟通后可采用其他检查方法。

4. 扫描时腭部包块时须采用分隔设备将包块与舌体组织分隔开。

5. 患者在操作人员摆好位置至曝光结束前不能移动。

6. 如果拍摄过程中通过预览窗发现选择的扫描范围未完全包含病变区,立即停止曝光,重新选择扫描范围并调整体位,重新扫描。

7. 曝光时观察 CBCT 设备是否发生移动或者移动异常,如果设备发生异常移动,需立即停止曝光,然后检查设备,并通知负责人和设备科相关人员。

8. 曝光时观察面板上的显示信息,提示错误时应立即停止曝光,并通知负责人和设备科相关人员。

9. 由于 CBCT 扫描范围的限制,如果病变区范围较大,超过了最大的扫描视野,可以补充拍摄未包含的病变区。

第四节　螺旋 CT 的操作规范

一、拍摄前准备

(一)拍摄前螺旋 CT 机的准备

1. 每天开机前检查设备的完整性,观察温度、湿度、稳压电源工作状态。

2. 打开 CT 总机电源开关。

3. 按下主机控制柜上的 UPS 开/关按钮,主机进入开机自检过程,约 3~5 分钟。

4. 依次打开机架、主机和显示屏。

5. 打开工作站电脑进入工作站界面。

6. 检查硬盘可用空间。硬盘可用空间小于 50% 时,将影响系统运行速度。因此,操作人员需要定期关注硬盘空间大小,在硬盘空间低于 50% 或接近少于 50% 时提前删除早期的图像,以利于拍摄的顺利进行。

7. 球管预热　①关闭拍片室门窗,选择"服务"中的球管预热键,进行球管预热;②在预热过程中,不能进行其他操作,预热过程一般为 3 分钟;③屏幕显示球管预热完成后即可进行拍片(检查患者前球管热量显示低于一定数值时则需要预热球管后再行拍摄)。

(二)拍摄前患者的准备

1. 对于拍摄部位为口腔颌面部的患者,在拍摄前患者需摘取眼镜、口内活动义齿、保持器,摘除颈部、耳部以及头部金属饰物。

2. 根据国家关于《医用 X 射线诊断放射防护要求》(GBZ 130—2013)的相关规定,应在拍摄螺旋 CT 片时患者配备铅橡胶帽及大领铅橡胶颈套。但在实际临床工作中,由于颈部以上金属常会对螺旋 CT 图像质量产生严重影响,故多采用铅衣、铅围裙等对患者进行放射防护。

3. 对于特殊患者的螺旋 CT 拍摄,例如:重度外伤、老人、儿童等配合程度较差的患者,必要时家属可穿戴防护用品陪同拍摄。

（三）拍摄前操作人员的准备

1. 操作人员每日工作前应穿着好工作服,佩戴个人剂量仪于胸前口袋,可选择穿戴帽子口罩。每次拍摄操作前操作人员应佩戴一次性 PE 手套。

2. 在下一位患者拍摄前,操作人员需更换铺巾。

二、拍摄流程

1. 患者信息录入　①利用 RIS 系统,通过工作列表获取患者信息数据。②手动录入:依次填写患者相关的信息,包括患者影像号,姓名,生日,年龄,性别等。

2. 根据录入的患者信息,进入患者信息界面,选择恰当的摆位方式,选择相应的扫描部位和扫描协议。

3. 患者体位要求　将 CT 床移动到最低最外位置,让患者平躺在检查床上。根据患者医嘱查看检查目的与检查部位,不同检查部位标志线和进出床方式具有差异性。

（1）头部和颌面部:患者头枕着头托,固定头部,头颅左右对称,确认患者位于中心位置,对于儿童患者,可采用儿童头托并固定头部。通过"升高""下降""出床""进床"按键予以定位后将被拍摄部位送入扫描窗;标志线:患者中线与中线定位线重合,侧线位于耳廓或下颌升支边缘,调整头托使侧线平行于患者冠状位,内侧水平线位于下颌颏部下方。

（2）颈部（颈椎）:将头托取下,头位于检查床边缘;标志线:侧线位于耳廓或下颌升支边缘,内侧水平线位于下颌颏部下方。

（3）胸部（胸椎）:患者摆位可如同头部或者颈部,双手抱头;标志线:侧线于腋下,内侧水平线位于胸廓入口上方。

（4）腹部（腰椎）:患者摆位可如同头部或者颈部,双手抱头;标志线:侧线位于腋中线,内侧水平线位于剑突。

（5）盆腔:患者摆位可如同头部或者颈部,双手抱头;标志线:侧线位于腋中线,内侧水平线位于骨盆上缘。

（6）下肢:患者头朝外（足先进）,脚朝内;标志线:膝关节上缘或者踝关节上缘。

4. 拍摄头部和颌面部时,患者摆位就位后,叮嘱患者在拍摄过程中上下颌牙列紧咬呈牙尖交错位（特殊要求或者特殊情况除外）。

5. 对于需要增强扫描的患者,扫描部位的协议选择和扫描范围与平扫相同,护士进入机房将手臂静脉和高压注射器连接好以后退出机房（具体的造影剂注射规范见第八章第二节）。

6. 嘱患者在拍摄过程中勿说话和吞咽,保持呼吸平稳。曝光前,再次确认患者拍摄部位是否正确。

7. 扫描协议设置完毕以及患者就位以后,点击开始可以进行扫描;首先是定位扫描,根据显示屏提示按控制器上的相应按钮,曝光后形成的第一张图片为定位片图像,在定位片上调节扫描框的各个边界使与检查目的相符合。

8. 选取合适的管电流、管电压、扫描视野、层厚、层间隔、滤过函数、窗值等参数。调整完成后重新曝光并完成扫描,最后点击结束。

9. 对于增强扫描的患者,操作人员在扫描定位片确定好扫描协议以后,同时按下曝光键和高压注射器开始键,机器会根据扫描协议自动在规定时间内曝光并重建好图像,传输至图像处理工作站。

10. 曝光完成后,操作人员通过"升高""下降""出床""进床"键将患者移出扫描窗,防止患者与螺旋 CT 设备发生碰撞。

11. 扫描完成并重建后的图像直接会自动传送至图像处理工作站,操作人员在工作站对图像质量进行检查和评估,如果存在较大的运动伪影或者扫描范围不足时须重新拍摄。

12. 操作人员及时将图像保存并传输至医院 PACS 系统,同时嘱患者相关注意事项,包括胶片打印、报告打印等事宜。

13. 对于当日设备的使用及维修情况操作人员进行记录。

三、拍摄注意事项

1. 扫描参数设定须恰当且准确　①扫描范围须设定恰当。②进出床设置须准确无误。

2. 患者须摘除口内或头颈部区域金属物品。

3. 在拍摄过程中,患者需保持不动且呼吸平稳。

4. 扫描腭部包块时,需采用分隔设备将包块与舌体组织分隔开。

5. 配合程度差无法拍摄的患者(如自闭症患者),可镇静或者麻醉后拍摄。

6. 曝光时观察螺旋 CT 设备是否发生移动或者移动异常,如果设备发生异常移动,需立即停止曝光,然后检查设备,并通知负责人和设备科相关人员。

7. 曝光时观察面板上的显示信息,提示错误时应立即停止曝光,记录错误代码及内容,并通知负责人和设备科相关人员。

第四章

临床影像特征及阅读
X 线片的规范

第一节 X 线片阅读的基本原则及诊断规范

一、基本原则

（一）检查方法选择

X 线检查是临床医师最常用的辅助检查方法，规范的影像检查应该在保证正确诊断疾病的前提下，从低级到高级、从简单到复杂、合理利用不同的检查方法。避免重复检查或由于不恰当的检查增加患者的辐射接受剂量。

（二）质量评判

阅读分析 X 线片时，首先评判照片的质量是否达到诊断的要求，一张合格的照片应该满足：①拍摄位置选择正确，完整显示病变部位及与正常骨的边界；②黑白对比鲜明，细微结构清晰可见；③影像清洁没有污迹及其他伪影。

（三）阅片条件

1. 胶片成像应尽量在阅片灯上读片，并保证适宜的光线，不宜过强或过暗。

2. 对细节的观察必要时可以借助放大镜。

3. 应尽量保持诊断室的安静。

4. 数字成像应该选择分辨率高的显示屏，保证影像的清晰。

二、判读规范

1. 信息核对　仔细核对患者的信息如姓名、性别、年龄、病史、临床资料、是首诊还是复诊,如复诊患者应该复习之前的影像资料,以资对照比较。

2. 确认影像的部位、解剖特点、邻近结构、正常变异等,熟悉正常的影像解剖特点。

3. 发现异常,分析病变,归纳总结,给出诊断。

4. 完成诊断报告 诊断报告应由初级医师(包括专科规培生、本专业研究生、住院医师)书写完成;初级诊断完成后,应由主治医师或更高一级的医师复查审核,对疑难或有争议的病例应该进行科内讨论或联合相关科室医师会诊。

5. 定期追踪,不断总结,发现与临床或病理结果不符者应找出问题,及时修正。

三、注意事项

(一)影像诊断的规律

1. 影像诊断是通过病变部位的密度变化来发现疾病的。所以要熟悉正常的影像解剖,才有可能识别异常的密度改变。

2. X 线成像规律 高密度影像掩盖低密度影像,混杂密度影像掩盖均匀密度影像,需要在重叠影像中区分哪些是正常结构,哪些是异常病变。

3. 当疾病造成的密度改变没有达到肉眼能够分辨的程度时,病变不能被识别。

(二)影像诊断的特点

1. 某些不同的疾病可能有相同或相似的影像表现。

2. 同一种疾病的不同时期、不同分型可能出现完全不同的影像改变。

3. 在有典型征象时影像诊断可以作出肯定诊断,反之则只能做推论性诊断或排除诊断。

4. 有些疾病最后的诊断需要病理学依据。

5. 病理诊断结果多数情况下是验证影像诊断的金标准,但是对有些存在争议的疾病或分析会诊疑难病变时,影像诊断医师不应受病理结果的干扰,敢于实事求是,注意与临床、病理科医师沟通,尽量作出正确诊断。

6. 影像医师应不断学习、积累丰富的临床经验,对疾病的来源、特点、转归、预后等有充分的了解,结合病史、体征、实验室检查等相关临床资料综合分析,才能得出正确判断。

7. 坚持审核、追踪制度,对每一份诊断报告认真负责,定期追踪总结,不断提高诊断水平。

第二节　口腔影像片阅读的方法

一、口腔颌面影像诊断规范

（一）正确选择检查方法

根据临床医师的申请单明确病变部位,选择恰当的方法,如根尖片、全景片、CBCT、螺旋 CT 等,通过病史、体征、实验室检查等临床资料,对可能出现疾病的部位重点检查。

（二）按一定程序观片

为了避免遗漏重要 X 线征象,可以由内向外、由左向右,或从牙齿、牙周、牙槽骨到颌骨,全面细致地检查成像视野中的影像,不放过任何疑点。

（三）对病变观察的要点

首先对临床主诉的病变部位重点观察,然后是可能与病变相关的其他部位,最后对非主诉的阳性征象也应描述。

二、常见疾病的诊断范例

（一）对外伤的影像诊断

例如"男性,16 岁,下颌颏部着地摔伤 2 小时"。

1. 看下颌颏部有无骨折,骨折断端有无错位、下颌下缘骨皮质是否连续、骨折部位相关牙齿有无牙折。

2. 颏部骨折由于对冲力的作用常引起单侧或双侧髁突的骨折,所以颏部骨折的患者一定仔细观察髁突有无骨折、有无错位、有无咬合关系的紊乱。

3. 对于颌面部多发骨折,要注意检查有无颅骨骨折、颅内血肿,严重者应先转诊神经外科治疗,生命体征平稳后再治疗颌骨骨折。

4. 对非主诉病变给予诊断,如龋病、牙周病、关节异常等,甚至占位病变应给予及时报告。

5. 注意事项　不同时间的骨折患者拍片也应注意细节的变化。①新鲜骨折线非常锐利清晰。②4~5 小时后由于出血、渗出形成血肿,骨折线出现缝隙增宽、折线变钝模糊。③当断端间肉芽组织形成,血肿内毛细血管和成骨细胞长入、逐渐机化钙化形成骨痂,这时骨折线模糊、密度增高。④骨小梁经过不断的塑形、改建,骨折线逐渐融合消失:1~2 月后出现临床愈合时,X 线片上还未见钙化的骨样组织;3~6 个月后,可见骨性愈合。⑤儿童可 2 个月或更早愈合。⑥骨折愈合不良则表现为骨折线的变钝、缝隙增宽,如伴发感染则出现折线周围骨质溶解吸收、骨膜反应。

（二）对炎症的诊断

例如"女性,20 岁,左下后牙龋洞,1 个月前出现面深部疼痛,发热,肿胀"。

1. 首先观察病变牙,36 深龋穿髓,根尖周骨质可有吸收溶解,骨纹理稀疏、骨小梁紊乱,病变与正常骨边界不清晰。

2. 如累及下颌神经管,临床表现可有麻木,影像上可见下牙槽神经管壁骨质不连续。

3. 观察下颌下缘骨皮质是否光滑连续、有无骨膜反应。

4. 观察有无软组织肿胀,瘘管形成。

5. 注意事项 ①骨髓炎的不同时期可出现不同的改变,骨质破坏的低密度区和骨质增生硬化的高密度区可能同时存在;②当感染得到控制、病变开始修复时影像表现为骨小梁增粗、排列紊乱、密度增高,通过改建才能恢复正常的骨纹理形态;③如感染未得到控制,病变范围扩大,广泛的骨质破坏或大块死骨形成可能导致病理性骨折;④颌骨炎症早期临床上可能有牙痛、局部红肿热痛等症状,但是骨质的改变约在 10~15 天后,才能在 X 线片上观察到阳性征象;⑤对炎症诊断要密切关注临床病史,如有无放疗史、双膦酸盐用药史、化学物质接触史、结核等。

（三）对占位性病变的诊断

例如"男性,46 岁,发现右下颌包块 3 年,半年来长大加速"。

1. 病变的部位,下颌骨牙源性肿瘤好发于下颌骨体后部,累及下颌升支。

2. 与正常骨的边界是否清晰,这是区别良恶性肿瘤的重要参考。

3. 边缘是否光滑,有无分隔。

4. 病变是否凸向牙槽突导致两邻牙推挤、移位。

5. 病变区中心密度是否均匀,是均匀一致的透射影像,或磨砂玻璃样均匀的密度增高影像,透射区有无钙化或致密影中是否间杂囊性改变或含气腔隙。

6. 病变区受累的牙根有无吸收,吸收面是否光滑。

7. 与下颌神经管的关系是推挤移位还是吸收破坏。

8. 包块向颊舌侧膨隆是否明显,是否偏向某一侧或沿颌骨长轴发展。

9. 病变是单发还是多发。

10. 了解有无治疗史,之前是否有拔牙或做过开窗手术。

11. **注意事项** ①颌骨的肿瘤或肿瘤样病变如发生在上颌应注意与上颌窦壁的关系,应配合三维检查方法明确病变与邻近解剖结构的关系;②如治疗后复发的病例应该结合之前手术的病理结果,一般同一部位的病变用一种疾病解释,但复发者有时存在恶变可能。

三、诊断报告书写规范

1. **基本要求** 医学影像学资料反映疾病在某一阶段的病理变化和(或)功能改变,是具有法律效应的医学文书。医学影像学诊断报告是对阅片过程的描述、总结,必须客观准确,实事求是,给临床医师提供重要的参考依据,对临床诊断治疗计划的制订有非常重要的指导作用。诊断报告的书写反映医师的诊断水平。

2. 认真阅读申请单,核对患者基本信息,一般资料。了解主诉、病史、专科检查发现、临床医师初步诊断及影像检查目的。

3. 填写检查名称、检查方法或技术(如唾液腺碘油造影,斜侧位、后前位),对于常规检查要注明拍片位或名称(如根尖片、曲面体层片等),特殊检查要注明检查方法或技术(如增强螺旋 CT、关节上腔造影等)。

4. **描述主诉部位的影像表现** ①病变的部位、范围、边界(清晰、不清晰、无边界……);②密度变化(透射、阻射、均匀、不均匀……);③与邻牙关系(推挤移位、牙根吸收、牙根悬浮、牙齿移位……);④与邻近重要解剖结构的关系(下颌神经管、上颌窦下壁……);⑤颌骨有无膨隆、方向如何(颊侧或舌侧……);⑥骨皮质的变化(变薄、吸收、连续性中断……);⑦有无骨膜反应;⑧对有鉴别诊断意义的阴性征象应加以描述(如未见钙化影像……)。

5. 描述非主诉部位的阳性发现。如外伤患者,除骨折外,还有龋病、牙周病、关节疾病或占位,应予以描述报告。

6. 综合分析,参考病史、临床检查、实验室检查等得出诊断结论。①有典型征象者给予肯定诊断(如骨折、唾液腺导管阳性结石……);②影像表现非唯一者给予推论性诊断(如多系牙源性囊肿、但不排除单房成釉细胞瘤……最后依据病理明确诊断);③未见阳性改变者给予否定诊断(本次检查未见骨性异常……）。

7. 对非主诉部位的阳性改变给予描述诊断。

8. 对本次检查难于得出诊断者提出建议（如平片观察不清晰，建议 CBCT 进一步检查……）。

9. 对于复诊照片应该与之前的影像资料和诊断报告对照，对于变化、差异予以描述。

10. 再次检查报告是否正确无误，核对左右侧、上下颌位置是否正确，有无文字书写或逻辑错误，最后签名完成诊断报告书写。

11. 影像诊断报告应由上级医师审核后提交。

12. 对有些急诊病例发出的临时报告应以事后上级医师审核修正的正式报告为准。

第三节　临床资料的填写要求及规范

一、基本资料填写要求及规范

1. 患者姓名、性别、年龄、民族、就诊科室。

2. 入院患者应该填写住院病房、床号、住院号、是否急诊等。

3. 患者必须用真实姓名，年龄应 X 岁填写，不能以"成人、儿童"代替。

二、疾病相关资料填写要求及规范

1. 主诉需写明"症状 + 时间"，不同时间段的疾病特点不同，如良性肿瘤病程比较长，自觉症状不明显；恶性肿瘤病程时间短、长大速度快，常有疼痛、麻木、感觉异样等。

2. 现病史应仔细描述病情的发生、发展，如外伤患者的病因是车祸、拳击、摔倒等，着力点，有无开放性伤口，是否做过治疗，局部有无畸形、咬合错乱、功能障碍等。

3. 专科检查应该描述正确完整，如包块的部位、大小、质地、是否有蒂、有无波动、乒乓感、皮温是否增高等。

4. 实验室检查也是正确诊断的重要信息，对某些疾病是具有定性作用的重要指标,如本-周蛋白阳性、血清钙增高、结核菌素阳性等。

5. 与疾病相关的个人史、生活史 如接触黄磷作业 20 年、因鼻咽癌放疗 3 年、因乳腺癌服用过双膦酸盐类药物等。

6. 在其他医院的检查资料 如在 XX 医院 CT 检查发现、在 XX 医院取活检发现。

7. 临床医师的印象诊断及检查目的。

8. 检查部位的拍片方法如头颅螺旋 CT、全景片等。对复杂疾病临床医师不能肯定如何选择拍片方法时,应与影像科医师协商,避免造成不必要的误拍,延误诊断。

9. 注意事项 ①字迹清晰能够辨认;②请认真填写申请内容,不要一句话如"下颌包块照片";③全面了解病情,之前在院内、外的检查、诊断、治疗等,明确本次影像检查的目的,避免重复检查、无的放矢的盲目检查;④如发生拍照部位、方法等错误时,影像科医师应和临床医师协商解决,不要在患者面前互相指责推诿。

第四节 影像科工作制度

一、口腔影像科照片工作制度

1. 各项口腔科 X 线检查,须由临床医师详细填写申请单;根据不同的要求填写不同的申请单。

2. 口腔急诊患者随到随检,各种特殊造影检查,应事先预约。重危或特殊造影的患者,必要时应由医师携带急救药品陪同检查。

3. 口腔影像诊断报告密切结合临床,进修和实习医师书写的诊断报告,应经上级医师审核签名。建立集体阅片制度,研究影像诊断和投照技术,解决疑难问题。

4. 各项 X 线、CT 检查,凭临床医师详细填写申请单进行检查;并严格执行患者识别规范、查对程序和技术操作规范。

5. 院内会诊 临床医师直接到放射科进行面对面口头会诊,必要时出具影像报告;最好是建立口腔影像科的挂号门诊,每周有高级职称的医师对外挂号,专门解决患者影像会诊问题。

6. 建立与完善口腔医学影像操作规范与图像质量控制标准及会诊制度,以保障患者就医安全。

二、口腔影像科"危急值"报告程序

1. 人人掌握"危急值"报告项目与"危急值"范围和报告程序。

(1)科室有专人负责本科室"危急值"报告制度实施情况的督察,确保制度落实到位。

(2)口腔影像科工作人员发现"危急值"情况时,检查(验)者首先要确认仪器、设备和检查过程是否正常,操作是否正确。

(3)核查检验标本是否有错,检验项目质控、定标、试剂是否正常,仪器传输是否有误。

2. 在确认检查出现"危急值"后,应立即报告患者所在临床科室、接诊开单医师,不得瞒报、漏报或延迟报告,需详细做好相关记录。口头告知患者及家属病情和严重程度。

3. "危急值"报告重点对象是急诊科、手术室、各类重症监护病房等有关科室和部门的急危重症患者,临床科室需将接电话人员的姓名告知报告人员。检查医师发现病情达到"危机值",按操作常规完成扫描后,应立即通知科内危重患者抢救小组成员,力争确保患者安全离开影像科。

4. 建立《危急值报告记录表》,详细记录报告情况。"危急值"的报告与接收均遵循"谁报告(接收),谁记录"原则。

5. 主管医师或值班医师如果认为该结果与患者的临床病情不相符,应进一步对患者进行检查,必要时及时报告上级医师或科主任。

6. 主管医师或值班医师需 6 小时内在病程记录中记录接收到的"危急值"报告结果和所采取的相关诊疗措施。

7. 在对患者检查过程中发现急、危、重患者出现危急症状应立即启动急诊急救应急预案,并与临床医师、护士联系,采取紧急抢救措施。

8. "危急值"的界定根据医院实际情况和患者病情,与临床沟通机制,调整"危机值"。

9. 口腔影像科"危急值"项目及报告范围参见附录 1 和附录 2。

第五节　口腔影像远程会诊的基本功能及相关规则

一、远程口腔影像诊断

（一）概述

适用于邀请方向受邀方申请远程影像诊断，受邀方接受申请，开展远程影像诊断并出具诊断意见及报告的过程，以及区域内多家医疗机构联网组成影像中心对影像的集中存储、集中诊断和管理的过程。

（二）基本功能

1. 申请　具备申请单填写、申请的提交与修改、诊断机构查询、申请的查询等功能。

2. 资料传送与接收　具备不同资料的传送与接收功能。

3. 图像浏览、增强与分析　能够对原始图像进行浏览、对比度增强、边缘增强、病变特征提取、病变特征量化分析，能够进行计算机辅助诊断、基于图像特征的图像检索等。

4. 质控与统计　影像质量统计、技师评片、集体评片、报告书写质量统计、技师的影像总体质量统计、诊断报告诊断质量统计等。

5. 诊断报告发布、浏览与查询。

6. 病例学习　为医师提供一个学习提高的平台，特别是一些进修医师与实习生，可以对其关心的报告进行查询浏览并进行对比学习与借阅。

二、远程口腔影像医学教育

（一）概述

适用于医院、专家通过音视频和课件等方式为基层医师提供业务培训、教学、病案讨论以及技术支持。

（二）基本功能

1. 教师管理　具备教师注册、信息查询及修改等功能。

2. 学员管理　具备学员注册、信息查询及修改等功能。

3. 课程管理　具备课程视频查询、视频点播、实时培训等功能。

4. 课件管理　具备视频管理、课件管理、视频共享及课件同步等功能。

5. 过程管理　具备课程学习计划制作、课程培训记录、学习进度查询等功能。

6. 学分管理　具备申请学分、学分证打印等功能。

三、系统总体要求

（一）可操作性

1. 实用性与先进性相结合，要体现出易于理解掌握、操作简单、提示清晰、逻辑性强，直观简洁、信息丰富。

2. 要针对医疗卫生行业输入项目的特点对输入顺序专门定制，保证操作人员方便快捷地完成工作。

3. 系统功能设计合理，易于操作使用，无需经过专业培训，即可快速掌握软件操作。

4. 系统提供联机帮助说明，提供软件操作的电子文档说明书，方便用户使用。

（二）安全性

1. 系统的安全体系由权限管理、日志审计和安全机制构成，既要实现信息资源的合理共享，又支持信息的保护和隔离。

2. 对系统数据的存取和改变进行严格的控制及数据进行有效的保护。

3. 各类用户只能按预先审批设置的相应权限进行操作。

（三）可靠性

1. 系统应该可实现 7×24 小时连续安全运行，性能可靠，易于维护。

2. 有严密的用户权限的管理和控制。

3. 系统在瘫痪后能够在短时间内迅速恢复，应有相应的检修和自动恢复功能。

4. 系统在用户出现错误操作时能进行提示，并自动停止该操作。

（四）可扩展性

系统建设过程中遵循扩展性原则，系统必须提供标准的开发接口与用户现有或将来扩展的业务系统集成，特别要加强系统设计的前瞻性、预留系统扩充和扩展能力。

（五）开放性与兼容性

各子系统应模块化，并完全兼容第三方系统，各功能模块之间的通讯采用标准通讯协议（如 TCP/IP）而非专有技术，系统应该采用通用的数据库平台，通信平台统一使用成熟技术，支持使用通用的 PC 和通用的系统下运行。

第五章

口腔影像对于口腔疾病的诊断规范

第一节　根尖片的诊断规范

一、核对检查信息

1. 认真查对根尖片上的姓名、性别、年龄、投照日期、牙位是否与申请单相符。

2. 确认牙位,分辨是上颌或下颌,左侧或右侧,恒牙或乳牙,并了解牙胚发育的情况。如系全口 10 张或 14 张牙片,则应按患者的上颌、下颌、右侧、左侧的牙列次序排列。

二、判断根尖片影像质量是否符合诊断要求

1. 被照目标牙位于影像中心,完整包括牙冠并超过根尖区 2mm 以上。

2. 牙冠、牙根、牙槽嵴和周围骨质等,应层次分明、结构清楚。釉质、牙本质、髓腔、根管、牙周膜间隙、牙周硬骨板、牙槽骨及周围骨小梁清晰锐利,牙根失真变形小。

3. 要识别由于操作过程中的各种原因所造成的"人造伪影",如划痕、折叠印等,因为它不同于正常的或病理的 X 线影像,不要将它误认为病变征象。

4. 对于曝光过度或不足、牙根显示不完全、中心射线方向或位置不正确导致重叠过多、失真变形过大等无法诊断的根尖片应及时重拍,不要在不清晰的影像上猜病变。

三、根尖片中正常影像和邻近重要解剖结构

（一）牙冠

1. 釉质为冠部表层最致密影像,似帽状覆盖牙冠,但因磨损的关系,切缘

及殆面变薄,邻面较厚并向颈部逐渐变薄而止于牙颈部。

2. 牙本质位于釉质内侧,其密度低于釉质,与牙根表面的牙骨质密度相同,所以在 X 线片上不能区分。

（二）牙根

1. 与牙冠的分界在牙颈部,牙颈部缩窄,似三角形的密度减低区,不要误诊为牙颈部龋。鉴别要点是同名牙的近远中面形态相同,相邻牙的近远中面相似,而牙颈部邻面龋则不同,与另一侧不对称。

2. 牙体中心为根管与髓腔相连续,X 线片上呈透射影。

3. 髓腔和根管的大小,随年龄不同而异　乳牙和年轻恒牙的髓腔、根管较大;老年人因继发牙本质生成髓腔小、根管细。若髓腔根管影消失,说明髓腔根管已出现增龄性钙化。

（三）牙槽窝

1. 正常牙槽嵴应达牙颈部,在前牙区呈尖顶形、后牙区呈倒梯形。

2. 牙周膜是围绕整个牙根面呈均匀如细线状的透射影（即牙周间隙内含牙周膜组织）,一般约 0.1~0.2mm 宽。紧邻牙周膜间隙为牙槽窝内壁,这是牙周膜附丽在牙槽窝的部分。

3. 牙周膜骨硬板是牙槽窝的内壁呈线状致密的细条影围绕着牙周膜间隙。

4. 牙周膜间隙与骨硬板的改变,对牙周或根尖周疾病的早期诊断有重要意义。牙槽骨区的骨纹理越接近牙槽嵴处排列越致密,接近颌骨中央部就逐渐变稀疏。上颌骨纹理排列略呈网状,下颌骨纹理排列略呈水平状,但邻近根尖区向颌骨中央的骨纹理也略呈网状,是比较有规律而清晰的,且双侧相同的部位相似、对称。

（四）根尖片上邻近重要解剖标志

1. 切牙孔　位于上颌两中切牙牙根之间,呈卵圆形的透射影。

2. 腭中缝　位于上颌两中切牙之间,纵行通过切牙孔正中,呈细线状透射影。

3. 鼻前嵴　在两侧上颌中切牙根尖区,即鼻腔底呈纵行的致密骨嵴影。

4. 鼻腔　一般根尖片不易显示,在上颌切牙高位摄片时,可看到左右对称的低密度鼻腔影,其中致密的纵行影像为鼻中隔。

5. 上颌窦　当上颌窦气化好、窦腔较大时,可在尖牙及前磨牙区见到窦底呈圆弧状或波浪状的透射区,边缘可见连续完整的骨壁线。注意不要误认为囊肿。窦底扩张至各牙槽突间,窦底常低于牙根尖,不要误诊为牙根与上颌窦穿通。如果窦底骨壁线有缺损,根尖周骨硬板及牙周间隙影消失,根尖区透光度较邻牙增大时,则有可能是根尖与上颌窦相通,根尖区牙周膜间隙和骨硬板是否连续是鉴别的重要指征。

6. 颧突与颧骨 在上颌磨牙根尖区重叠于上颌窦区呈 V 形致密影是颧突,颧突向后移行的骨质是颧骨。照片时应避免根尖与颧突重叠,否则致密的颧突使根尖周显示不清。

7. 喙突 在上颌结节下后方或上颌磨牙冠部,有时可看到三角形状较致密的影像,勿误为手指影或其他。

8. 翼钩 于上颌结节后份的翼板下缘,呈薄而细长的小骨刺突起。

9. 营养小管 常见于下颌前牙区的牙槽骨,为纵行的细线状透射影。

10. 颏孔 位于下颌第二前磨牙根尖下方,呈小圆形的透射影。

11. 下颌神经管 在下颌磨牙根尖区下方,可见到由下颌升支贯通到下颌骨体的一条管状透射影,约 3~5mm 宽,其上、下缘有细而致密的骨壁。

四、根尖片中正常结构的变异

1. 下颌前磨牙根尖片投照角度向冠部倾斜过大,可将颏孔投影于第二前磨牙的根尖,不要误认为第二前磨牙的根尖病变。应根据牙周间隙与骨硬板是否存在,加以仔细区别。

2. 当牙槽嵴有吸收、骨质疏松时,下颌前牙区营养小管显影更清楚,不要误认为骨折线。

3. 翼钩显示为薄而细长的小骨刺突起,不要误为病理性骨质增生。

4. 颧突与根尖重叠易被误认为异物或埋伏的阻生牙。

5. 上颌窦与颧突重叠,勿误诊为含牙囊肿。

6. 由于投照原因,有时切牙孔位于一侧中切牙根尖,勿误诊为根尖周囊肿或根尖周脓肿。

五、根尖片的影像判读

(一)根尖片读片原则及方法

按一定顺序,依次阅片,注意区别邻近正常解剖结构。

1. 全口 10 张或 14 张牙片按右上、左上、右下、左下排列的次序,全面、系统、客观、有重点地依次进行。

2. 读片时应将先观察牙体 从牙冠到牙根,注意牙冠的形态是否完整、牙根的数目和形态有无变异或弯曲、髓腔和根管有无异常。

3. 仔细观察牙周及根尖周 注意牙槽嵴顶的高度,正常高度应位于釉牙骨质界下 2mm 以内,骨硬板是否清晰完整锐利,牙周间隙有无加宽或不清晰,根尖骨质有无吸收或破坏。

4. 如系混合牙列的 X 线照片,应鉴别乳牙与恒牙,观察乳牙与恒牙胚的关系,乳牙根尖病变是否累及恒牙胚以及恒牙胚发育的情况。

（二）发现异常征象,结合临床特点分析诊断

1. 牙冠异常可能病因有牙内陷、畸形中央尖、釉质发育不良、先天性乳光牙本质、桑葚牙等,牙根异常可见根管弯曲、数目异常、牛牙症等。

2. 牙冠、牙颈部的异常密度,密度减低可能有龋损、磨耗、冠折;密度增高可能有釉珠、双生牙、双重牙列等。

3. 髓腔、根管的异常密度,密度减低可能有内吸收;密度增高可能有髓石、弥漫性钙化等。

4. 根尖周的异常密度,密度减低可能有慢性根尖周脓肿、囊肿、肉芽肿等;密度增高可能有致密性骨炎、牙骨质结构不良等。

5. 牙槽骨的异常改变　牙槽嵴顶骨质吸收、高度降低是早期牙周炎的表现,牙槽骨的吸收方式有水平吸收、垂直吸收、混合吸收、根分叉病变等;牙周膜间隙增宽是咬合创伤的早期改变,牙周膜间隙变窄可能由于根周牙骨质增生、结合牙等。

六、注意事项

1. 根尖片的读片要领是熟悉正常解剖、发现异常征象、分析诊断病变、必须结合临床。

2. 新萌出的牙齿因根尖尚未形成、根管粗大、根尖孔呈喇叭形或漏斗状,不要误认为根尖病变。

3. 对异常影像的诊断分析

（1）全面分析:对异常影像应从病变的部位、大小、范围、形态、密度、边界及与牙齿的关系等各方面去观察并具体分析。

（2）部位判断:确定病变的部位是在牙冠、牙颈或是在牙齿的颊舌面;在牙周还是在根尖。

（3）密度描述:是低密度软性透射影还是高密度骨性致密影;密度均匀或不均匀。密度减低表示骨质稀疏或骨质吸收、破坏,密度增高表示骨质增生、钙化或骨化。

（4）根据病变的形状、轮廓、边界鉴别病变的性质。一般呈圆形或卵圆形

的透射区,轮廓鲜明、边界清晰、边缘整齐,可能为良性或慢性病变;形状不规则、密度不均匀、边缘不整齐,可能临界性或恶性病变或伴发感染。

（5）当根尖片不能完整显示病变区时应该加拍全景片或CT;对复杂根管或诊断存在争议、根尖片有疑点但不能确诊时应加拍CBCT;对早期邻面龋或牙周病变,殆翼片较根尖片更清晰。

（6）在作结论时,应该实事求是,不要受临床诊断的影响而勉强诊断,诊断医师应不断丰富临床积累,全面分析异常影像的多种可能性,再根据X线鉴别诊断的要点,作出客观的诊断。

第二节　全景片的诊断规范

一、核对全景照片患者信息

1. 核对申请单上患者的性别、年龄等信息。
2. 核对数字化全景照片上的信息是否准确。
3. 核对照片上的图像改变与申请单的内容。
4. 核对以前照片时要认真进行甄别和对比,以免发生张冠李戴的情况。

二、判断全景片影像质量是否符合诊断要求

1. 全景片要求位置准确,所有的解剖结构应该清晰。
2. 全景片出现牙齿放大或者缩小,如果影响诊断则需要重新拍摄。
3. 出现两侧明显不对称,严重影响诊断者需要重新拍摄。
4. 出现影像变形模糊,需要重新拍摄。
5. 全景片出现过白或者过黑无法诊断者,需要重新拍摄。
6. 全景片上出现的外来影像（如耳环、项链、发夹等）影响诊断者,需要重新拍摄。

三、全景片中正常解剖结构的认知

（一）下颌骨
髁突、喙突、下颌体部、升支部,下颌牙列,下颌神经管等。

（二）上颌骨

上颌牙列,上颌窦,切牙管,腭部水平板等。

（三）相关重要结构

1. 鼻腔、鼻甲、鼻中隔;

2. 颧骨颧弓;

3. 口咽腔、鼻咽腔、软腭,翼突、翼板、翼上颌裂,眼眶等;

4. 舌骨、颈椎等。

四、全景片影像中正常结构的变异

（一）上颌窦

上颌窦腔可以很大,甚至前界达中切牙根尖部。

（二）下颌神经管

可以非常粗大,而且有各种各样的分支;有些看不见神经管影像。

五、全景片影像判读

（一）病变的数目

单发性的病变,如含牙囊肿;多发性病变例,如角化囊肿。

（二）病变的部位

1. 牙源性病变　①位于牙冠部分;②位于根尖部;③位于下颌骨多颗牙齿根尖部位的病变。

2. 非牙源性病变　病变中心远离牙根,如 Stafne 骨缺损。

（三）边界特征

用想象的铅笔或者钢笔尖来描记病变的边缘形态,如果病变的大部分外形能够被描记出来,就是一个规则的外形。

（四）内部结构

透射影和阻射影:病变呈透射影表示射线没有明显衰减;反之阻射影则衰减明显。还有一些特异的钙化影像可以帮助我们诊断疾病。

（五）对邻近或周围结构及牙齿的影响

当病变发生于上颌窦或鼻腔底壁时,全景片可显示窦底皮质骨的移位,并可见含气窦腔体积缩小。

六、注意事项

1. 全景片正常结构及变异结构的正确认知,掌握影像的特征。

2. 质量不好的全景片不能正确诊断,必要时重新拍摄。

3. 发生于上颌骨的病变如果全景片不能完全显示或者不清晰,建议补拍CBCT或者螺旋CT。

第三节　口腔 CBCT 的影像诊断规范

一、核对 CBCT 照片患者信息

1. 核对申请单上患者的性别、年龄等信息。

2. 核对 CBCT 照片上的信息是否准确。

3. 核对 CBCT 照片上的图像改变与申请单的内容。

4. 核对以前其他照片时要认真进行甄别和对比,以免发生信息不准确的情况。

二、判断 CBCT 影像质量是否符合诊断要求

1. CBCT 片要求位置准确,所有的解剖结构应该清晰。

2. 出现 CBCT 片牙齿放大或者缩小,如果影响诊断则需要重新拍摄。

3. 出现两侧明显不对称,严重影响诊断者需要重新拍摄。

4. 出现影像重影、模糊,需要重新拍摄。

5. CBCT 片出现过白或者过黑无法诊断者,调整窗宽窗位来改善图像质量,如仍无法诊断者,需要重新拍摄。

6. CBCT 片上出现的外来影像(如耳环、项链、发夹等)影响诊断者,需要重新拍摄。

三、CBCT 影像中正常解剖结构

1. 上颌窦的大小与体积以及邻近的正常解剖结构。

2. 上颌窦内的分隔及数目,上颌窦与牙根的关系。

3. 上颌窦黏膜正常厚度。

4. 下颌神经管的形状与大小、分布特征。

5. 上颌窦壁的血管影。

四、CBCT 影像中正常结构的变异

1. 上颌窦气腔化;

2. 上颌窦内钙化；

3. 下颌神经管粗大及各种分支。

五、CBCT 影像判读

（一）病变的数目及大小

视野的大小会影响病变的数目判断，应该根据需要选择不同视野进行拍摄。范围较大的病变也要选择能够包容病变的视野拍摄。

（二）病变的部位

特定的病变部位可以帮助诊断，如牙源性腺样瘤（AOT）。

（三）病变边界特征

边界清晰或模糊、边缘光滑或粗糙、颊舌侧的膨大程度等；

（四）内部结构

病变区内的钙化、死骨，或者其他改变。

（五）对邻近或周围结构及牙齿的影响

对于上颌窦、神经管的压迫吸收或者破坏，牙根吸收的方式等。

六、注意事项

1. 不同视野有不同的辐射剂量，同时也有不同的清晰度显示的问题。

2. CBCT 的影像诊断必须要考虑到病变本身的情况来决定选择什么样的视野拍摄。

3. CBCT 的金属伪影问题，尤其在轴位上影响较大，而冠状位和矢状位影响小。

4. 运动伪影常常会误诊为骨膜反应，或者无法诊断。

5. 根管治疗过后充填物会引起"牙根折裂"的误诊。

6. 上颌窦各种囊性改变的影像学区别及对临床治疗方案的影响。

第四节　螺旋 CT 的诊断规范

一、核对螺旋 CT 照片患者信息

1. 核对申请单上患者的性别、年龄等信息。

2. 核对螺旋 CT 照片上的信息是否准确。

3. 核对螺旋 CT 照片上的图像改变与申请单的内容。

4. 核对以前其他类型照片时要认真进行甄别和对比,以免发生信息不准确的情况。

二、判断螺旋 CT 影像质量是否符合诊断要求

1. 螺旋 CT 片要求位置准确,所有的解剖结构应该清晰。

2. 出现螺旋 CT 片牙齿放大或者缩小,如果影响诊断则需要重新拍摄。

3. 出现两侧明显不对称,严重影响诊断者需要重新拍摄。

4. 出现影像重影、模糊,需要重新拍摄。

5. 螺旋 CT 片出现过白或者过黑无法诊断者,需调整窗宽窗位来改善图像质量,如仍无法诊断者,需要重新拍摄。

6. 螺旋 CT 片上出现的外来影像(如耳环、项链、发夹等)影响诊断者,需要重新拍摄。

三、螺旋 CT 影像中正常解剖结构

(一)上颌窦的大小与体积

上颌窦位于上颌骨体内,为最大的鼻窦,大小形态与年龄及个体差异有关,成人的上颌窦腔充分气化后容积约 $15mm^3$,大多双侧对称。

(二)上颌窦内的分隔及数目

部分 CT 片可见窦腔内壁不完全分隔或完全性骨隔致窦腔分房。

(三)上颌窦黏膜正常厚度

窦腔内黏膜菲薄,厚约 0.3~0.8mm,正常影像不显示。

(四)下颌神经管的形状与大小

下颌神经管是下颌骨内骨性管道,体部较细,升支部较粗。

(五)上颌窦壁的神经血管影

上颌窦外下壁见后上牙槽神经血管沟,勿误认为骨折线。

四、螺旋 CT 影像中正常结构的变异

1. 上颌窦气腔化 气化较大可见磨牙根突入窦底或扩展至硬腭、颧突内。

2. 上颌窦内钙化。

3. 下颌神经管粗大。

五、螺旋CT影像判读

（一）病变的数目及大小

视野的大小会影响病变的数目判断，应该根据需要选择不同视野进行拍摄。范围较大的病变也要选择能够包容病变的视野拍摄。检查口腔颌面部病变，自颅底到下颌骨下缘2cm行轴位扫描，根据临床需要，如颅颌面骨骨折、颌面多间隙感染，可调整上到头顶，下到颈根部进行扫描。

（二）病变的部位

特定的病变部位可以帮助诊断。

（三）病变边界特征

边界清晰或模糊、边缘光滑或粗糙、颊舌侧的膨大程度等。

（四）内部结构

病变区内的钙化、死骨或者其他改变。

（五）对邻近或周围结构及牙齿的影响

对于上颌窦、神经管的压迫吸收或者破坏，牙根吸收的方式等。

（六）CT软组织窗显示颌面部及毗邻器官

不同的层面显示的结构不同，应仔细观察唾液腺、舌、咽部、眼眶内结构等的形态及密度变化；观察颌面部肌肉、脂肪或结缔组织间隙有无肿胀及增宽或缩窄等变化。

（七）颌面部畸形

进行相关数据测量时，需双侧对比观察，提高矫形精确度。

六、注意事项

1. 螺旋CT辐射剂量较CBCT大。

2. 必须要考虑到病变本身的情况，选择螺旋CT诊断的窗宽窗位：骨窗常用于颌面部骨折、畸形、正畸治疗等情况；软组织窗常用于颌面部软组炎症和肿瘤等疾病的诊断；骨窗+软组织窗多用于颌骨中心性肿瘤的诊断。

3. 螺旋CT的金属伪影，尤其在轴位上影响较大，而冠状位和矢状位影响小。

4. 运动伪影　常常会误诊为骨膜反应或骨折移位，甚至无法诊断疾病，因此通常需要重新拍摄。

5. 根管治疗过后充填物会引起"牙根折裂"的误诊。

6. 注意鉴别上颌窦各种囊性病损，不同疾病的影像诊断将影响临床治疗方案的设计。

第六章

儿童及老年人口腔颌面部 X 线片
拍摄操作及诊断规范

第一节　儿童口腔颌面部 X 线片拍摄
操作及诊断规范

一、儿童口腔颌面部 X 线片拍摄操作规范

（一）拍摄前准备

1. 放射设备的准备　详见第三章。

2. 工作人员的准备　详见第三章。

3. 患者的准备　①与患者及监护人进行拍片前沟通,简要叙述拍片流程、可能产生的不适感及注意事项;②为幼龄患儿或不配合患儿拍摄口腔 X 线片时,需家属配合;③为患儿准备合适的个人防护用品。

（二）拍摄流程

1. 儿童根尖片的拍摄流程　①选择合适的胶片或影像成像板规格:上颌牙根尖片拍摄时选择较大规格的胶片或成像板;下颌牙根尖片拍摄时选择较小规格的胶片或成像板。②患者体位:拍摄上颌牙时,上颌𬌗平面与地面平行;拍摄下颌牙时,下颌𬌗平面与地面平行,若患儿口底较浅,胶片或成像板不能正确就位时,需患儿尽量仰头。③胶片或成像板的放置:拍摄前牙时,胶片或成像板竖放,牙片边缘高于牙切缘 5~8mm;拍摄后牙时,胶片或成像板横放,牙片边缘高于牙𬌗平面 3~4mm。拍摄下颌后牙时,牙片不能正确放置,需选择小规格牙片,采用竖放的方式,牙片边缘高于牙𬌗面 3~5mm。④球

管位置：包括垂直角度，水平角度和体表标志点，其中后两者，儿童与成人类似。垂直角度的绝对值应大于拍摄成人时的 10°左右。具体角度：上颌前牙；+70°~+75°；上颌前磨牙或乳磨牙：+50°~+55°；上颌磨牙为 +45°；下颌前牙为 −35°；下颌前磨牙或乳磨牙为 −25°；下颌磨牙为 −20°。⑤扫描曝光：选择合适的曝光时间，按下曝光键，等待扫描完成后，确认图像质量。

2. 儿童全景片的拍摄流程

（1）患儿取立位或坐位，颈椎呈垂直状态或稍向前倾，下颌颏部置于颏托正中，上下颌前牙切缘咬在咬合杆凹槽内；

（2）患儿矢状面与地面垂直，鼻翼耳屏线与地面平行（鼻翼耳屏线与水平定位线平行），正中定位线对齐，并通过中切牙接触区，调试尖牙定位线于患者口角或上颌尖牙远中。

（3）用头夹固定患者，嘱患者双手握住扶手，合拢嘴唇，舌体紧贴上腭。

（4）扫描曝光：选择儿童模式，按下曝光键，等待扫描完成后，确认图像质量。

3. 儿童 CT 的拍摄流程

（1）选择儿童照片模式，或者手动调节扫描条件（降低管电压和管电流）。

（2）患儿取立位或坐位或卧位，颈椎呈自然状态，上下颌后牙轻咬，嘴唇放松，自然闭合，固定患儿头部。

（3）拍摄定位图像。

（4）选择合适的扫描部位和扫描视野。

（5）曝光：按下曝光键，等待扫描完成后，确认图像质量。

（三）注意事项

1. 拍摄根尖片时，需要将成像板或胶片放入口腔内，而儿童口腔小，忍受能力差，因此检查人员应动作轻柔而快速。

2. 拍片前，应取下头颈部区域的金属物品。

3. 拍摄螺旋 CT 或卧式 CBCT 时，不能在拍摄期间保持不动的患儿，需提前服用镇静或促进睡眠的药物。

4. 若患儿抗拒或无法配合时，不能得到清晰、可诊断的 X 线片，不应勉强拍摄，可安抚患儿情绪，或者更换检查方式。

二、儿童口腔颌面部 X 线片诊断规范

（一）核对患者信息

核查患儿姓名、性别、年龄是否与申请单一致，核查患儿年龄是否与牙齿

和颌骨发育情况相符。

（二）判断影像质量是否符合诊断要求

图像中乳牙及继承恒牙结构完整,根尖区骨小梁清晰,周围解剖结构清晰,病变区无明显放大或缩小失真、无金属伪影和移动伪影重叠。

（三）分清影像中重要的邻近解剖结构

了解正常结构在影像上的投影,才能对病变作出准确诊断。儿童 X 线片上常见的正常解剖结构有:腭中缝、鼻腔、上颌窦、颧突与颧骨、上颌结节、翼板与翼钩、乙状切迹、髁突与喙突、下颌角、下颌神经管、颏棘、下颌前牙营养管等。

（四）认清影像中正常结构的变异情况

腭中缝增宽、恒牙胚牙囊与上颌结节重叠、上颌窦可扩大至上颌尖牙根尖区、颏孔与下颌前磨牙根尖重叠。

（五）病变的判读原则

对儿童口颌面疾病诊断需从病变的部位、数目、形态、边界与边缘,密度、内部结构、对周围正常结构的影响等方面进行观察和分析。

1. 病变的部位　牙体或紧邻牙齿的病变多为牙源性疾病;远离牙齿的病变多为非牙源性疫病或系统性疾病。

2. 病变的数目　①龋病及根尖周炎多为多发性;②骨纤维异常增殖症可为多发性病变,病变累及颅颌面部多骨,且同侧发生;③牙源性病变中的含牙囊肿和角化囊肿也可多发;④系统性疾病如白血病、朗格汉斯细胞增殖症、梅毒等可表现为多发性病变。

3. 病变的形态　圆形或类圆形病变多为囊肿;不规则病变则多为炎症或肿瘤。

4. 病变的边界与边缘　①良性肿瘤、囊肿、慢性根尖周炎边界清晰,边缘光滑,可见骨白线包绕;②恶性肿瘤、骨髓炎则边界不清,边缘模糊或呈虫蚀样改变;③临界性肿瘤或良性肿瘤恶变则表现为局部边缘模糊;④转移性肿瘤、朗格汉斯细胞增殖症的病变边界清晰、边缘光滑,但无骨白线。

5. 病变的密度　病变密度在很大程度上反映了病变的性质。

（1）低密度有气体密度、液体密度和软组织密度,含气体密度的病变多为病变伴感染;液体密度的病变为囊肿或囊性肿瘤;软组织密度病变为肉芽肿或实性肿瘤。

（2）高密度有骨性密度及釉质密度,骨性密度病变多为骨性或牙骨质性肿瘤；釉质密度病变为具有成牙功能的肿瘤。

6. 病变的内部结构　病变内部结构包括含牙情况、分隔情况和钙化情况。

（1）病变内若含牙则多系牙源性囊肿或肿瘤，如含牙囊肿、角化囊肿；

（2）病变内含牙，且含点砂状钙化多为腺样瘤；

（3）病变内含牙，团片状钙化位于冠周，点状钙化散在病变内则多为钙化上皮瘤；

（4）病变内含牙，团状钙化位于病变一侧多为钙化囊肿；

（5）病变内部呈皂泡状钙化可能是巨细胞病变；

（6）病变内分隔较多，且均匀则可能是成釉细胞瘤。

7. 病变对周围正常结构的影响　①良性肿瘤为膨胀性生长，对周围组织产生压迫性影响；②恶性肿瘤为浸润性生长，对周围组织进行破坏，而儿童时期颌骨内存在恒牙胚，因此可表现为牙胚结构被破坏，即牙囊和（或）上皮根鞘模糊、消失，牙体硬组织密度降低；③炎症性疾病对周围组织进行破坏，病变中心密度较低，但周围骨质增生硬化，并且炎症病变可刺激骨皮质外骨膜成骨，形成较厚的或花边状骨膜反应。

（六）注意事项

1. 分辨照片技术造成的伪影与病变的区别。

2. 分辨正常结构的变异与病变的区别。

3. 儿童颌骨内存在乳、恒牙交替现象，需数清牙数、认清牙位。

4. 认清恒牙胚、年轻恒牙正常结构　牙囊、上皮根鞘、根尖周骨硬板、牙周膜间隙、根尖周正常骨小梁结构。

第二节　老年人口腔颌面部 X 线片拍摄操作及诊断规范

一、老年人口腔颌面 X 线片拍摄操作规范

（一）拍摄前准备

1. 放射设备的准备　详见第三章。

2. 医技的准备　详见第三章。

3. 患者的准备　①提醒行动不便的老年人进入房间时注意门槛,防止跌倒摔伤。②与患者及监护人进行拍片前沟通,简要叙述拍片流程、可能产生的不适感及注意事项;对于听力下降的老年患者适当提高音量放缓语速,争取理解配合。③老年患者不能配合拍摄时需家属协助。同时做好患者及家属电离辐射的防护。

（二）拍摄流程

1. 老年人根尖片的拍摄流程　①选择合适的胶片或影像成像板规格;②患者体位:保持自然舒适状态;③胶片或成像板的放置与固定:自主意识不强或手部不便的老年患者不能配合固定牙片时,需家属帮忙安抚患者情绪协助固定;④球管位置:包括垂直角度,水平角度和体表标志点;⑤扫描曝光:选择合适的曝光时间,按下曝光键,等待扫描完成后,确认图像质量。老年患者颌骨骨量减少,适当减少曝光剂量。

2. 老年人全景片的拍摄流程　①根据情况老年患者取立位或坐位,颈椎呈自然状态,下颌颏部置于颏托正中,上下颌前牙切缘咬在咬合杆凹槽内;②老年患者矢状面与地面垂直,鼻翼耳屏线与地面平行(鼻翼耳屏线与水平定位线平行),正中定位线对齐,并通过中切牙接触区,调试尖牙定位线于患者口角或上颌尖牙远中;③固定患者头部,嘱患者双手握住扶手,合拢嘴唇,舌体紧贴上腭;④扫描曝光:选择合适的曝光时间,按下曝光键,等待扫描完成后,确认图像质量。老年患者颌骨骨量减少,适当减少曝光剂量。

3. 老年人颌面部 CT 的拍摄流程　①选择照片模式,老年患者颌骨骨量减少,适当减少曝光剂量;②老年人取立位或坐位或卧位,颈椎呈自然状态,上下颌后牙轻咬,嘴唇放松,自然闭合,固定其头部;③拍摄定位图像;④选择合适的扫描部位和扫描视野;⑤扫描曝光:按下曝光键,扫描完成后,确认图像质量。

（三）注意事项

1. 拍摄根尖片时,坐轮椅老年患者可选择牙椅旁拍摄或直接在轮椅上拍摄。

2. 拍摄颌面部 X 线片前,应取下头颈部区域的金属物品。佩戴助听器的老年患者拍摄根尖片时则不用取下。

3. 缺失牙较多的老年患者根尖片固定困难,反复练习仍不能固定时可让家属协助,同时做好患者及家属的放射防护工作。

4. 拍摄全景片时,让伴有脊柱后凸畸形颈部较短的老年患者身体向机器靠近且放松肩部,避免球管旋转碰撞。

5. 老年患者因体位原因导致全景片上无法清晰观察上下颌前牙区时,可选择其他的影像检查方式。

6. 拍摄全景片时,牙列缺损严重或牙列缺失的老年患者,可使用较厚的咬合垫将上下颌分开并固定。

7. 拍摄螺旋 CT 或卧式 CBCT 时,头部不能保持静止,无法配合者可采用镇静制动等方法辅助拍摄。

二、老年人口腔颌面 X 线片诊断规范

（一）核对患者信息

核查老年患者姓名、性别、年龄是否与申请单一致,核查老年患者牙齿和颌骨情况是否符合老年患者特点。

（二）判断影像质量是否符合诊断要求

图像中留存牙结构完整,周围解剖结构可见,病变区无明显放大或缩小失真和移动伪影重叠。

（三）分清影像中重要的解剖结构

牙、牙周膜间隙、腭中缝、鼻腔、上颌窦、颧突与颧骨、上颌结节、翼板与翼钩、乙状切迹、髁突与喙突、下颌角、下颌神经管、颏棘、下颌前牙营养管等。

（四）注意老年人的增龄性改变

1. 老年人牙体牙髓组织增龄性改变　老年人的牙体磨耗导致釉质变薄甚至局部缺失,牙尖圆钝低平;而牙列缺损严重时,剩余牙可能出现牙尖尖锐情况。牙本质增龄性改变可导致髓角变低、髓室变窄、根管变细或钙化等。牙髓的增龄性改变多表现为髓石及弥散性钙化。

2. 老年人牙周组织增龄性改变　老年人牙龈萎缩常见,功能刺激减弱使牙周膜厚度常变薄。牙列缺损严重时,剩余牙的牙周膜间隙也可能增宽。牙槽骨骨质疏松密度降低。

3. 老年人颌骨的增龄性改变　颌骨骨小梁减少,骨质疏松,老年女性表现更为明显。个别牙缺失时剩余牙槽嵴顶呈凹形改变,颊侧吸收较多。牙列缺失时间较长牙槽嵴低平甚至缺失,颌间垂直距离变短,下颌角变钝。

（五）病变的判读原则

在熟悉患者主诉、病史体征及临床检查的前提下,考虑疾病大体的分类可能,从病变的部位、数目、形态、边界与边缘、密度、内部结构、对周围正常结构

的影响等方面进行观察和分析。

（六）注意事项

1. 老年患者下颌根尖片、全景片有时可见下颌体部根尖下方骨质密度低,骨小梁排列稀疏,没有明显边界,下颌神经管结构不清的情况,需与下颌骨骨质破坏性改变相鉴别。

2. 老年患者颌面部骨折多为单一骨折。老年患者颌骨骨折断端错位不明显时,因骨质疏松颌骨平片上低密度骨折线可能显示不清晰造成漏诊,必要时可进一步 CT 观察。

3. 临床可见老年患者颌面部恶性肿瘤术前、术后放疗发生放射性颌骨坏死的情况,需与颌面部恶性肿瘤复发相鉴别。放射性颌骨坏死一定有放疗病史,骨质破坏多发生在放疗照射区域内,可有死骨形成,无瘤骨及骨膜反应,软组织肿胀轻微。放射性龋发生时,口内牙颈部多见龋坏或残根残冠。颌骨恶性肿瘤骨质改变可分为溶骨性、成骨性和混合性破坏,无骨质增生与死骨形成,有时可见瘤骨形成及骨膜三角征象,可形成明显软组织肿块。

4. 注意老年患者系统性疾病在颌面部的阳性征象,颈动脉钙化与缺血性卒中相关。在老年患者的颌面部全景或 CT 等影像学检查中有时会发现颈动脉钙化阳性征象,口腔医师应给出提示,建议患者进一步专科检查。

第七章

口腔 PACS 系统及 RIS 系统
应用规范

第一节　口腔 PACS 系统及 RIS 系统建立原则

一、PACS 系统、RIS 系统及相关系统的定义

1. 医学影像信息系统（PACS）　狭义上是指基于医学影像存储与通信系统，从技术上解决图像传输和存储技术的管理系统。

2. 医院信息系统（HIS）　是指覆盖医院所有业务和业务全过程的信息管理系统。

3. 放射学信息系统（RIS）　是指以放射科的登记、分诊、影像诊断报告以及放射科的各项信息查询、统计等基于流程管理的信息系统。

4. 临床信息系统（CIS）　是指支持医院医护人员的临床活动，收集和处理患者的临床医疗信息的信息管理系统。

5. 检验科信息系统（LIS）　是一类用来处理检验科过程信息的信息系统。

6. 病理信息系统（PIS）　是一类用来处理口腔病理资料的信息系统。

二、医学影像信息系统的基本流程

1. HIS 是医院各系统中最先建立的系统，收集患者的来自于身份证上的基本身份信息，是整个系统的基础。

2. 使用工作表（worklist）从 HIS 获得患者的信息，然后进入拍片系统，保证患者信息的同一性和准确性。

3. 拍摄结束后,患者信息用 DICOM 的方式将图片发送至 PACS 系统中,任何医师都可以在 PACS 系统中调阅图片进行观察、分析,获得有用的信息资料,确定治疗的方案。

4. 临床患者的影像诊断报告,我们就可以从 RIS 系统进行报告书写,经过审核后完成打印,并签字盖章后交给患者。

三、对医学影像信息系统应用的需求及建立原则

1. 传统的医学影像存储管理方法的不足是不能找到足够的房间来存储这些资料,还要符合卫生行政部门关于保存患者医疗档案资料 15 年的规定。

2. 海量的数据给查找和调阅带来诸多困难,只有采用数字化影像管理方法来解决。

3. 不同层级的医疗机构根据需要制订出相应的应用规则,不至于造成不必要的投入浪费或者很快就陷入容量不足的尴尬局面。

四、口腔医学影像信息系统建立基本规范及原则

1. 设定适合不同口腔医疗机构的 PACS 规模建立规范,设立专人负责的 PACS 系统,规范系统的运行。

2. 建立 PACS 系统的安全运行规章制度,保证数据的安全。

3. RIS 系统的影像报告库的规范。

4. 其他系统的兼容性与电子病历的同一性原则。

5. HIS 系统患者信息的完整性及真实性规范问题。

6. 严禁他人使用非自己的医疗卡就诊,避免因信息错误带来的医疗纠纷。

第二节　PACS 系统及 RIS 系统应用规范

一、检查信息登记输入的规范

1. 每一位患者到口腔医院或者其他医疗机构就诊时都需要建立一个就诊卡,该就诊卡的信息应该与身份证或者国家认可的证件一致,无论年龄大小都必须正常录入。

2. 通过检索 HIS 系统（如果存在 HIS 并与 PACS/RIS 融合）进行患者信息自动导入，并对患者进行分诊登记，将患者姓名和拍摄类型指定到相应的照片室，与本次照片无关的信息就不会在其他照片室的工作表上显示，避免信息干扰。

3. 就诊卡划价扫描、申请单打印、分诊安排等工作可以在诊断室的护士站完成，患者持就诊单缴费，然后到影像科登记、分诊照片。

4. 牙片的患者数量较少时，可直接到牙片室进行登记；如果患者数量太多时，还是采用分诊登记模式更佳；

5. 特殊情况可通过前台登记工作站录入患者基本信息及检查申请信息，但不能作为常规。

6. 登记信息录入后，拍片时按照时间顺序排列，直接点击该患者姓名就可以进行拍片了，获得的图像采用 DICOM 的传输方式，将图像上传至 PACS系统中。

二、工作表应用原则

1. 患者信息一经录入，所有的照片工作站可直接从 PACS 系统主数据库中自动调用，无需重新手动录入；

2. 具有工作表（WorkList）服务的医疗影像设备可直接从服务器提取相关患者基本信息列表；

3. 不具备 WorkList 功能的影像设备通过医疗影像设备操作台输入患者信息资料或通过分诊台提取登记信息；

4. WorkList 的显示时间可以自行设置，同时可以允许进行各种排序（如姓氏、年龄、字母、登记时间），以方便查找患者；

5. 已经拍摄结束后的患者信息可以在刷新后自动消失，刷新的方式可以采用自动刷新和手动刷新两种方式。

三、影像获取及调用的原则

1. 对于标准 DICOM 设备，采集工作站可在检查完成后或检查过程中自动（或手动）将影像转发至 PACS 主服务器。

2. 影像获取时必须保证照片人与申请照片人为同一人。

3. 必须是合格的影像才能上传至 PACS 系统中，同一患者的影像资料应该归在同一患者名下；而且该名字不能随意被任何原因进行篡改，包括从汉字改成拼音。

4. 影像在 PACS 系统调用时不能被修改；但可以用自带的各种软件进行图像分析。

5. 可以设定不同的图像阅读权限，也可以进行 CBCT 及螺旋 CT 的三维重建及各个方向的旋转、放大、测量等。

四、非 DICOM 影像数据转换

对于影像数据为非 DICOM 格式的放射设备，采集工作站可使用 MiVideo DICOM 网关收到登记信息后，在检查过程中进行影像采集，采集的影像自动转发至 PACS 主服务器。

五、图像调阅的原则

1. 患者完成影像检查后，医师可进行影像调阅、浏览及本地的图像处理，但不能进行修改后再返回及保存，此过程由软件控制。

2. 按照时间或者患者姓名等进行调阅。PACS 系统自动按照后台设定路径从主服务器磁盘阵列或与之连接的前置服务器中调用，在图像显示界面，医师一般可以进行一些测量长度、角度、面积等图像后处理。

3. 在主流 PACS 中，除了测量功能外，都会提供缩放、移动、镜像、反相、旋转、滤波、锐化、伪彩、播放、窗宽窗位调节等图像后处理功能，可以截屏的方式保留图像，以保证 PACS 系统中图像的安全。

4. 所有的影像以光盘形式记录，严禁使用可移动式的 U 盘或者硬盘；当患者有特殊需要时可进行胶片打印，但为了保证信息使用的最大化原则，建议使用完整数据调用方式，而不主张采用胶片打印模式。

六、RIS 系统报告规范

1. 患者完成影像检查后由口腔放射专业医师对影像质量进行评阅，并进行照片质量分析及疾病的分类。

2. 完成质量评审控制后的影像，诊断医师可进行影像诊断报告编辑，并根据诊断医师权限，分别进行初诊报告、报告审核工作。

3. 在书写报告过程中，可使用诊断常用词语模板。

4. 诊断报告审核过程中可对修改内容进行再修改，可将报告存储为典型病例供其他类似诊断使用，或者供整个科室内或者医院医师学习提高使用。

5. 审核完成的报告上传至主服务器存储备份，然后打印，由诊断审核医师签字后提交。打印完成后的报告不能再进行修改,但可以只读方式调阅参考。

七、医院影像信息 PACS 系统功能规范

原卫生部为了积极推进信息网络基础设施的发展,加快医院信息化建设和管理,制定了《医院信息系统基本功能规范》(卫办发〔2002〕116 号)。其中,对医学影像信息系统功能设置了以下规范。

（一）影像处理规范

1. 数据接收功能 接收、获取影像设备的 DICOM3.0 和非 DICOM3.0 格式的影像数据,支持非 DICOM 影像设备的影像转化为 DICOM3.0 标准的数据。

2. 图像处理功能规范 自定义显示图像的相关信息,如姓名、年龄、设备型号等参数。提供缩放、移动、镜像、反相、旋转、滤波、锐化、伪彩、播放、窗宽窗位调节等功能。

3. 测量功能规范 提供 ROI 值、长度、角度、面积等数据的测量以及标注、注释功能。

4. 保存功能规范 支持 JPG、BMP 等多种格式存储以及转化成 DICOM3.0 格式功能。

5. 管理功能规范 支持设备间影像的传递,提供同时调阅患者不同时期、不同影像设备的影像及报告功能。支持 DICOM3.0 的打印输出,支持海量数据存储、迁移管理。

6. 远程医疗功能规范 通过提供标准影像格式,支持影像数据的远程发送和接收。

7. 系统参数设置功能规范 支持用户自定义窗宽、窗位值、放大镜的放大比例等参数。

8. 图像预览功能 可以快速地进行图像预览,不需要每一个图像都打开以后再观察,提高检索的速度。

（二）报告管理规范

1. 预约登记功能规范 患者可以先到登记室进行照片登记,根据患者的基本信息、检查设备、检查部位、检查方法、划价收费情况等信息安排不同类型照片需要,分配到相关照片的诊室,据排号的先后秩序完成照片。也可以根据患者的要求,预约照片的时间,方便患者就诊。

2. 诊断报告功能规范 生成检查报告,支持二级医师审核。支持典型病例管理。

3. 模板功能规范　用户可以方便灵活的定义模板,提高报告生成速度。

4. 查询功能规范　支持姓名、影像号等多种形式的组合查询。

5. 统计功能规范　可以统计用户工作量、门诊量、胶片量以及费用信息。

（三）运行要求规范

1. 共享医院信息系统中患者信息规范　在医院的 HIS 系统中,要求不能出现一个患者 2 个及以上的就诊号,规范挂号形式,所有的信息都应该与身份证信息一致,而且是唯一的。如果发现有此种情况,应该由临床医师报告给信息管理部门,协调完成信息的合并,保证信息的准确性。

2. 网络运行规范　在网络运行过程中,必须规范信息工作人员的数据和信息准确可靠,速度快。

3. 安全管理规范　设置访问权限,保证数据的安全性。

4. 存储系统的规范　建立可靠的存储体系及备份方案,实现患者信息的长期保存。存储系统包括在线和离线两种。

5. 报告系统规范　报告系统必须支持国内外通用医学术语集。

第三节　影像科 PACS 系统及 RIS 系统使用维护规范

一、与影像科相关的 PACS 系统的维护

1. 要对 PACS 系统逐渐熟悉和应用,了解其基本功能。

2. 在使用的过程中,认真细致地使用各种功能,熟悉功能的使用范围。

3. 发现不适合的地方,尽快联系 PACS 系统的工作人员,进行相关的解释和修改。

4. 医院管理部门决定 PACS 系统使用人员具有相关的权限,要求该权限使用者不能随意将权限交给其他人使用,同时要遵守相关的条例。

5. PACS 系统都不能使用 U 盘或者光盘接入,以免造成数据不可恢复的丢失,要承担相应的法律责任。

6. 在 PACS 系统中发现有其他人使用同一张卡或者在拍片时发现信息错误,要及时纠正,以免信息的错误造成不必要的医疗纠纷。

7. 如果在拍摄中由于机器原因、录入原因或其他原因等出现患者信息错误,要及时到 PACS 系统中根据权限要求进行修改。

8. X 线设备安装时一定要求信息管理人员必须按照要求进行 PACS 系统的对接连通,并测试后确定照片信息可以正确发送到每一个终端。

9. PACS 系统中在任何一个终端都可以看见 RIS 已经完成的报告,往往会以不同的颜色在"状态"一栏标记出来,方便临床医师了解患者目前的诊断状态。

二、RIS 系统的维护

1. RIS 系统在建立初期,口腔影像科的人员必须参与整个系统的设计和完善过程。

2. RIS 系统上线时,要首先建立符合自己医疗机构的诊断模板;需要调用时,直接打开点击就可以进入到报告模板,然后根据不同的患者进行相应的修改。

3. RIS 系统的模板可以随时增加,也可以进行修改,逐渐完善。

4. RIS 系统建立时一般都有一个疾病的分类,在每一次完成报告时都必须选择,否则无法保存,以保证以后疾病的分类查询更加方便、快捷、准确,利于病例的统计分析,方便科研及教学工作。

5. RIS 系统在设计中有相关的统计分析,如工作量统计、诊断统计、诊断符合率统计、阳性率分析等,方便每月的科室数据的统计分析,更加科学和准确。

6. RIS 系统和 PACS 系统是相互关联的,RIS 报告系统中点击患者索引文件名可以同时打开图像和文字资料。当点击需要出具报告的患者时,RIS 系统同时打开 PACS 系统的关联图片窗和报告窗;所以在使用时影像科电脑最好配置成 2 个显示器,一个用于观察图像,一个用于书写报告。

7. 查询以往的患者信息可以通过 RIS 系统自动索引既往检查图像及报告文件。

8. 除非常特殊情况下,一般不要在照片工作站使用"紧急照片"模式,不利于 RIS 系统进行诊断报告。

9. RIS 系统应该和医院的电子病历紧密联系,当影像科医师对于图像有疑问,需要临床更多的患者信息时,可以直接点击"电子病历"的链接,获得患者更多的有用的资料,帮助影像医师出具更准确的诊断报告。

10. 当与其他系统链接出现问题时,应该先检查一下本机终端的状况,以及局域网连接状况;当确定自己不能解决后,应该通知网管或者信息部门的工作人员,帮助解决问题。

第八章

口腔影像科护理规范

第一节　口腔影像科护理的基本概念

　　口腔影像科护理是口腔专科护理的一部分,包括对患者信息的核对、登记、分诊等,处理日常工作中有可能出现的突发事件,与临床医师及时有效的沟通协作,以患者为中心、运用良好的沟通技巧为患者提供满意的护理服务。

一、口腔影像科护士应具备的基本素质

　　1. 具备良好的职业道德和敬业精神。

　　2. 应具备扎实的专业知识。

　　3. 具备良好的无菌操作观念。

　　4. 具备良好的沟通能力。

　　5. 具备良好的应急处理的能力。

二、口腔影像科护士的岗位职责

　　1. 按照不同的拍摄需求为患者做好分诊工作,耐心解释拍摄流程和注意事项。

　　2. 分类管理患者资料,便于临床医师快速准确查询。

　　3. 掌握急救流程及急救器材和药品的使用方法。

　　4. 做好医院感染管理工作。

　　5. 与财务科、信息科、总务科、设备科等相关科室做好有效的沟通,及时解决临床工作中遇到的问题。

　　6. 定时清点科室物资和固定资产,及时申领补充和及时申请报废。

第二节 口腔影像科护理的工作流程规范

一、放射科护理常规工作的基本流程

1. 护士着装整洁规范,按时到岗,准时开诊。

2. 开诊前核对数字化牙片影像成像板数量,交接医师签字。

3. 根据照片室目前等待人数进行合理的分诊登记,减少患者的等待时间。

4. 对老弱病残孕提前登记拍片;遇危急重症患者开启绿色通道,优先处理。

5. 为做增强 CT 的患者做好静脉造影的准备工作,推注造影剂后严密观察患者有无不良反应,发现并报告医师,及时处理。

6. 注意核对需要胶片患者姓名、年龄、拍片日期、影像号、就诊卡号,打印胶片,患者领取胶片时核对无误并签字。

7. 已审核的影像诊断报告,核对无误后与患者的影像胶片统一装入影像报告袋,将住院患者的影像报告分出统一送至病房;门诊患者影像报告由个人领取。分装患者影像诊断报告和胶片时,注意核对姓名、年龄、影像号、科室楼层,查看胶片、数据光盘和影像报告是否齐全。

8. 为持心电图申请单的患者做心电图,交由医师出具心电图报告并盖章。核对无误,将住院患者的心电图报告分出统一送至病房,门诊患者心电图报告由个人领取。

9. 每日结束就诊后检查抢救车封条是否完整;如若开启封条使用药物后应及时补充,更换封条并做好记录,由负责人签字。

10. 每日下班后核对数字化牙片影像成像板数量,如有报废、遗失应及时补充,做好相关记录,交接护士签字。

11. 就诊结束后对所有设备机器、操作台面进行擦拭消毒,牙椅喷雾消毒后还要使用空气消毒机进行空气消毒。

12. 仪器设备控制键盘或面板消毒后覆盖避污膜。

13. 及时补充更换酒精、洗手液、擦手纸及其他无菌物品。

14. 检查整理防护用具,防护用品铅衣不可折叠。

二、影像科登记工作的基本流程

1. 登记前仔细核对患者缴费是否正确,不正确要及时让患者和医师核对拍片种类,如不符及时退费并重新缴费;登记时仔细核对拍片项目是否和登记一致,以免导致分诊错误。患者到影像科登记室排号取条码后,在相应照片室外等候叫号拍片。

2. 需打印胶片的患者拍片完成后在放射科登记室处签字领取。

3. 为需要的患者预约拍摄时间,注意和患者核对确认预约时间是否一致。

4. 仔细核对出具影像检查报告的患者信息,准确无误的登记患者的姓名、拍片日期、科室楼层、床号、拍片种类、住院号,由患者自行领取影像报告。

5. 住院患者将打印条码贴在影像报告袋,对检查报告申请单编号登记,在影像报告袋上标明编号及床号,方便核对分送。

三、影像科急救的基本工作流程

患者在候诊及就诊过程中可能因为低血糖、体位性低血压或某些器质性疾病等原因,发生晕厥、昏迷等急需进行抢救处理的意外事故。医护人员必须第一时间发现,按流程进行相关处理。

（一）患者突发意外的工作流程

1. 已拍片或者等拍片的患者突发意外情况时,由拍片医师和护士立即进行抢救,其他医务人员立即通知急诊科参与抢救。

2. 就近取用抢救仪器、设备,为抢救患者争取时间。

3. 抢救完毕做好抢救记录,如有家属陪同告知家属,如无家属陪同则通知医务部,启动绿色通道。

（二）抢救车管理工作流程

1. 严格执行抢救药品五定　定数量品种、定点安置、定专人保管、定期消毒灭菌,定期检查维修。

2. 抢救车每周一开启封条,对抢救药物及抢救器材进行检查。提前6个月对临期药品进行预警处理,并在抢救记录本和药瓶上标记,提前3个月进行更换。

3. 定时清点抢救车物品,及时补充。

4. 设置急救车药品物品一览表,表内注明抢救车所有药品、物品的名称、剂量、数量。

5. 为保证抢救工作顺利进行,护理人员要做好抢救物品及仪器的管理保养,熟记抢救药品的用法和剂量,熟练掌握抢救仪器的使用方法。

6. 记录急救药品使用情况,保留空安瓿以备查对。补充更新后使用一次性封条封存,每周一清点核对,负责人签字。护士长每月检查急救车的交接情况并签字。

7. 抢救完毕需登记和消毒灭菌,做好抢救小结,发生不良事件及时上报。

四、氧气瓶的管理

1. 氧气瓶专人管理。

2. 定点放置,做到四防原则(防火、防震、防热、防油),放干燥阴凉处保存。

3. 定时检查,有无漏气、瓶阀等问题,发现问题及时通知设备科有关人员进行维修,不能自行处理。严谨私自拆卸氧气瓶阀、阀门开关、压力表等阀门上的零部件。

4. 严格正确使用氧气瓶。

(1)用氧时:开氧气瓶总开关→冲气门→关流量开关表开关→连接湿化瓶、氧气管道等→开流量表开关至医师所开医嘱的氧流量→链接简易呼吸器。

(2)关氧时:关闭流量表开关→关紧氧气瓶总开关→开流量表开关放出余气→关紧流量表开关。

5. 严禁氧气瓶的瓶嘴、吸入器、压力表及接口螺纹等沾染油脂(如液状石蜡、胶布等),氧气瓶应轻拿轻放。

6. 当氧气瓶内气体接近 0.5MP 的剩余压力时,应及时通知氧气管理部人员充装氧气,严禁私自充装氧气。

7. 定期检验,当氧气瓶使用达 3 年时,应及时通知设备科联系相关人员进行检验。

五、心电图操作基本流程

1. 操作者着装规范,戴手套口罩帽子。

2. 核对患者信息,确认无误后准确输入患者姓名、住院号、性别、年龄。

3. 患者平卧,解开衣扣暴露胸部,漏出手腕及脚腕部,酒精清洁皮肤。

4. 接通电源,安放导联电极(详见第九章第一节)。

5. 待波形规律打印录图后取下导联电极,整理床单。

六、影像科心电监护仪操作流程

(一)操作前准备

1. 核对患者,解释目的。

2. 安置舒适体位。

3. 连接监护仪电源,打开主机开关。

（二）血压监测

1. 选择部位,绑血压计袖带。

2. 按测量键（NIBP）。

3. 设定测量间隔时间。

（三）心电监测

1. 暴露胸部,正确定位（必要时放置电极片处用 75% 乙醇清洁）,并粘贴电极片:右上（RA）:胸骨右缘锁骨中线第一肋间;左上（LA）:胸骨左缘锁骨中线第一肋间;右下（RL）:右锁骨中线剑突水平处;左下（LL）:左锁骨中线剑突水平处;胸导（C）:胸骨左缘第四肋间。

2. 连接心电导联线。

3. 选择 P、QRS、T 波显示较清晰的导联。

4. 调节振幅。

5. SpO_2 监测　将 SpO_2 传感器安放在患者身体的合适部位。

6. 根据患者情况,设定各报警限,打开报警系统。

（四）注意事项

1. 检测过程中随时观察患者的生命体征变化,发现异常立即通知医师进行处理。

2. 血压计袖带位置绑定正确、心电图各导联连接正确。

3. 定时检查 SpO_2 传感器是否过松或脱落。

七、影像科增强造影剂注射的基本操作流程

增强 CT 的护理操作流程。

1. 首先询问患者的病史、过敏史、告知患者或监护人关于使用碘造影剂使用的适应证、禁忌证,可能发生的不良反应以及注意事项;向患者解释检查过程及其存在的风险并签署"碘造影剂检查的知情同意书"。

2. 检查前需要核对患者信息、核对无误后再次询问患者的病史、过敏史,检查增强 CT 的知情同意书是否签署完整。

3. 建立静脉留置的通道,选择粗、大、直、弹性好的血管穿刺,并固定妥当,需要生理盐水测试静脉是否通畅。连接高压注射器前需抽回血,确认血管通畅完好,连接固定后摆好患者的位置。

4. 向患者解释注射造影剂时可能出现的一些情况,取得患者的理解。在注射过程中出现任何不适,请患者举手、抬脚示意工作人员。

5. 根据患者的体重来选择造影剂所需的用量和流速,准备完毕后示意工作人员开始高压给药,观察穿刺部位有无渗漏,患者无不良反应按照操作规程离开检查室,到控制室观察注药情况。

6. 患者检查完毕后让患者到候诊区观察 30 分钟,无不良反应方可取留置针离开。

7. 碘造影剂不良反应的症状及处理:

(1)轻度:患者出现面部潮红、眼及鼻分泌物增多、打喷嚏、恶心、头晕、皮肤瘙痒、发热、结膜充血,少数红疹、咳嗽、轻度呕吐,出现此类症状应该停止注射。让患者安静休息,做好安慰及解释工作,密切观察患者情况。

处理:一般不需要用药,症状可以自行缓解,让患者呼吸新鲜空气,大量饮水。严密观察 30 分钟如果没有不适可以让患者离开。

(2)中度:患者出现胸闷、气短、呼吸困难、声音嘶哑、剧烈呕吐、腹痛腹泻、大片皮疹、结膜出血等。中度呕吐,轻度喉头水肿和支气管痉挛,血压也会下降,此类表现较危急,立即停止注射。

处理:吸氧,保持呼吸道通畅,让患者平躺,鼻导管给氧或面罩给氧;遵医嘱用抗过敏药:盐酸异丙嗪、地塞米松等;对无高血压、心脏病、甲亢的患者,可用肾上腺素皮下或肌内注射,可反复用药;血压下降合并心动过缓时,应快速滴注血浆代用品,阿托品静脉注射、异丙肾上腺素缓慢静脉注射;出现呼吸困难、痉挛性咳嗽时,可用氨茶碱 +50% 葡萄糖注射液缓慢静脉推注(推注时间不得少于 5 分钟);喉头水肿患者,可用地塞米松 + 肾上腺素作喉头喷雾;呼吸抑制时用呼吸兴奋剂如尼可刹米皮下、肌内静脉注射。

(3)重度:循环衰竭:患者出现意识模糊、血压下降、脉搏细速、丧失知觉、心脏骤停;呼吸衰竭:患者出现呼吸困难,并发肺水肿大量泡沫样或粉红色痰,喉与支气管痉挛;过敏性休克:患者面色苍白、四肢青紫、发冷、肌肉痉挛、血压下降、心跳停止、意识丧失、惊厥等。出现上述反应危及生命,应迅速处理,通知有关科室急诊科、麻醉科,就地抢救。具体情况处理如下:

1)休克时:立即取半坐卧位面罩给氧;建立静脉通道,快速滴注血浆代用品或林格氏液;肾上腺素静脉注射,每隔 10~15 分钟检查心功能;静脉注射糖皮质激素静脉滴注,剂量见效果而定;支气管痉挛、喘鸣、哮喘急性发作时置患者于座位,面罩给氧。

2）喉头水肿时可行气管插管或行气管切开。

3）肺水肿时可行气管插管，加压给氧，静脉注射速尿。

4）心跳骤停时，立即行胸外心脏按压、人工呼吸。

（4）注意事项：密切观察患者的意识、体温、脉搏、呼吸、血压、尿量的变化，并做好护理记录，患者未脱离危险，不宜搬动。

8. 造影剂渗漏的处理　①造影剂外渗重在预防，一旦发生渗漏立即停止注射；②尽量回抽外渗液，用棉签按压穿刺部位，减少造影剂对皮下组织的损伤；③造影剂外渗时立即用 50% 硫酸镁 +0.05% 地塞米松冷湿敷；④让患者抬高患肢，促进局部静脉回流，有利于外渗造影剂吸收，减轻组织水肿渗出；⑤出现造影剂外渗做好患者的安抚工作，定期电话随访。及时上报填写不良事件报告表。

9. 注意事项　①一定要询问患者的病史及过敏史，告知患者在用药过程中可能出现的一些情况；②签署静脉造影检查知情同意书；③对糖尿病患者一定要问清楚检查前一天有没有服用二甲双胍，告知检查完毕 2 天后才能服用二甲双胍；④选择静脉时一定要选择粗大、直、弹性好的血管穿刺；⑤在操作前一定要检查针筒、螺纹连接管针头的空气排尽，连接管一定要扣紧；⑥注意注射的速度，严密观察患者的反应；⑦发生造影剂渗漏 24 小时严禁热敷。

八、影像科物品请领的基本工作流程

1. 登陆 HIS 系统，进入科室材料申领页面。合理计算科室所需材料，做到有库存，不过期。

2. 输入领取材料的名称、数量，核对后确认。领取材料后的清单保存妥当，定期盘点。

3. 无菌物品要存放在专门的无菌柜。

第三节　口腔影像科医院感染流程规范

一、感染管理制度

1. 成立科室医院感染管理小组，每月定时进行医院感染管理的自查工作，接受医院感染管理科督查；每季度召开一次例会并做好相关记录，及时发

现问题,分析原因,制订整改措施,保证院感管理质量。

2. 发现医院感染应首先进行网络报告,及时上报医院感染管理科,采取有效措施。

3. 定期开展医院感染控制的知识培训并做好记录。

4. 每月定时对临床工作人员包括医师、护士、进修生、研究生、实习生、清洁工人等,进行手卫生依从性的观察和监督,并随机抽查。

5. 正确的使用手套和持片夹,必须一人一用一更换,避免交叉感染。

6. 对拍摄时常接触到的曝光键、控制面板、门把手等贴避污膜,并及时更换。

7. 按照《医疗废物管理制度》,对医疗废物进行分类、收集、管理。

8. 根据诊疗器械材料的不同,采用不同的方法及时消毒。

9. 严格遵守院感标准预防原则,正确穿戴相应的防护用品。

10. 每日对工作区进行空气循环消毒。

11. 心电图一人一用一擦拭,床单一人一用一换。

二、口腔影像科医务人员标准预防的原则

1. 标准预防的概念　针对医务人员和患者采取的一项预防感染措施。

2. 标准预防措施　①口腔影像科工作人员在为患者拍片前应洗手或采用快速手消毒,在接触到患者的血液、体液、分泌物及污染的物品时,无论是否戴手套,都必须按手卫生制度洗手或手消毒。以下情况必须洗手:接触患者前、无菌操作前、接触患者的体液、血液后、接触患者后、接触患者环境后。②影像科工作人员拍片时应戴手套,在接触患者的清洁部位又接触污染部位时,应更换手套。接触患者的血液、体液、分泌物污染物前应戴手套。③在进行操作时,有可能会接触到患者的血液、唾液、体液、有可能发生喷溅,应戴口罩帽子防护。④被患者的血液、体液、分泌物污染的医疗用品和仪器设备应时消毒处理,确保在下一位患者使用之前清洁干净。

三、口腔影像科工作环境的清洁消毒

1. 科室地面的清洁消毒　①地面没有明显的污染时,采用湿式清洁,每日两次,每周用含氯的消毒制剂(500mg/L)消毒1次;②当地面受到患者的血液、体液等污染时,先用吸湿毛巾或纸巾清理污染物,再用含有氯的消毒液(2000mg/L)擦拭消毒,使用后的吸湿材料作为医疗废物处理。

2. 每日用卫生消毒湿巾对科室的桌椅子等物体消毒一次,如果桌椅等被患者血液、体液等污染,消毒措施应与地面处理一致。

四、影像科设备消毒流程

(一)螺旋 CT 消毒流程

1. 依次从右到左撕掉避污膜。

2. 依次由扫描控制盒→消毒机架→控制面板→头部固定装置,由左至右、由上至下进行擦拭消毒。检查床使用 75% 乙醇进行喷雾消毒,待干后铺一次性床单。

3. 桌面和操作台使用消毒湿巾进行擦拭消毒。

4. 控制面板及门把手覆盖避污膜。

5. 用空气消毒机对工作区进行循环消毒。

(二)口腔科 CBCT、心电图机、全景机、数字化牙片机、DR 消毒流程

1. 依次从右到左撕掉避污膜进行更换。

2. 口腔科 CBCT 依次由悬臂→平板探测器→球管→头托→颏托→扶手→患者座椅→底座→操作面板→遥控器→手控开关,由左至右、由上至下进行擦拭消毒。

3. 心电图机依次由胸导联→胸导联导线→肢导联→肢导联导线,由上至下进行擦拭消毒。

4. 心电图机每日用消毒湿巾擦拭消毒一次,床单一人一用一更换。

5. 全景依次由耳栓→前头部固定靠→升降体→悬臂→操作面板→侧头部固定靠→颌托→患者把手→立柱,由左至右、由上至下进行擦拭消毒。

6. 数字化牙片消毒　依次由悬臂→球管→操作面板→手控开关→影像成像板扫描仪,由左至右、由上至下进行擦拭消毒,牙椅使用 75% 乙醇喷雾或使用消毒湿巾由上至下进行消毒。

7. DR 消毒:依次由机架把手→机架→球管→操作面板→手控开关,由左至右、由上至下进行擦拭消毒,检查床使用 75% 乙醇由左至右、由上至下进行喷雾消毒。

8. 桌面和操作台使用消毒湿巾进行擦拭消毒。

9. 更换手套,机架把手→球管四角→操作面板→手控开关覆盖避污膜。

10. 空气消毒机对工作区进行循环消毒。

第九章

口腔科应用的心电图及
B 超的诊疗规范

第一节　心电图在口腔临床中的应用

一、口腔科心电图的管理和人员资质

（一）心电图的管理

1. 综合医院口腔科的心电图的管理　由专门的心电图室或心内科进行统一检查和管理。

2. 口腔专科医院或诊所的心电图管理　由报告医师和操作人员共同管理。

（二）人员资质

1. 操作人员　经过心电图操作培训的医务人员,包括医师、护士或医技人员;

2. 报告医师　经过心电图专门培训的医学影像专业医师或心内科的医师。

二、口腔科心电图的适应证

在下列情况出现时,建议及早进行心电图检查:

1. 牙痛、颌面部放射痛伴随肩背部放射痛的患者;

2. 牙痛、颌面部放射痛,但口腔临床检查和口腔影像学检查无异常的患者;

3. 有心肌梗死、冠心病、心律失常、预激综合征等心脏病史的患者;

4. 有长期高血压、高血脂病史,但并未接受正规治疗的患者;

5. 近期感冒并一直处于身体不适、心累心慌的患者;

6. 需要麻醉或拔牙等操作的 70 岁以上患者;

7. 进行药物试验或器械植入试验的志愿者;

8. 所有进行全麻手术前的患者。

当患者不配合或行动不方便时,可以用心电监护仪代替心电图检查。

三、心电图的操作方法规范

（一）环境要求

1. 操作室房间大小适宜,室内要求保持温暖,以避免因寒冷而引起的肌电干扰。

2. 使用交流电源的心电图机必须接可靠的专用地线。

3. 放置心电图机的位置应使其电源线尽可能远离诊察床和导联电缆,床旁不要摆放其他电器或穿行的电源线。

4. 诊床的宽度不应窄于 80cm,以免肢体紧张而引起肌电干扰。如果诊床的一侧靠墙,则必须确定墙内无电线穿过。

（二）准备工作

1. 对初次接受心电图检查者,必须事先作好解释工作,消除紧张心理。

2. 在每次作常规心电图之前受检者应经充分休息,解开上衣,在描记心电图时要放松肢体,保持平静呼吸。

（三）皮肤处理

1. 如果放置电极部位的皮肤有污垢或毛发过多,则应预先清洁皮肤或剃毛。

2. 用导电剂（糊剂、霜剂和溶液等）涂擦放置电极处的皮肤。

（四）电极安放

1. 体导联电极安放位置 右手腕—红色,左手腕—黄色,左脚腕—绿色,右脚腕—黑色。

2. 胸导联电极安放位置 ①V1: 探查电极放在胸骨右缘第 4 肋间—红色;②V2: 探查电极放在胸骨左缘第 4 肋间—黄色;③V3: 探查电极放在 V2 与 V4 连线的中点—绿色;④V4: 探查电极放在锁骨中线与第 5 肋间的交点上—棕色;⑤V5: 探查电极放在左腋前线与第 5 肋间的交点上—黑色;⑥V6: 探查电极放在左腋中线与第 5 肋间的交点上—紫色。

（五）注意事项

1. 必要时应加作其他胸壁导联；

2. 女性乳房下垂者应托起乳房，将 V3、V4、V5 电极安放在乳房下缘胸壁上。

四、心电图危急值

心电图危急值具体请参见附录 1。当心电图出现危急值的情况时，心电图的工作人员必须马上通知患者主管医师，并做好相应记录。

第二节　口腔颌面部 B 超的应用

一、口腔颌面部 B 超检查的应用

通常情况下在头部和颈部较小区域使用线性 8~12MHz 探头。

B 超检查在颌面部可应用于：①唾液腺、口底、舌和腭部肿瘤，淋巴结情况的检查。②涎石症及颈动脉斑块的检查，钙化结构传输性差，几乎全反射声波呈现出声波遮蔽区。③B 超引导下细针穿刺活检与金属异物定位。④评估间隙感染，间隙感染时如组织内含有气体导致超声散射而呈白色图像，而血液声波反射性低传导性高在图像上显示为黑色。⑤咀嚼肌及颞下颌关节紊乱综合征等。骨皮质传输性差，几乎全反射声波呈现出声波遮蔽区。高反射低传导组织在图像上呈现为白色。⑥多普勒超声通常用来评估血流和血管组织，可用于颌面部恶性肿瘤淋巴结转移周围异常血供，正常血管及血管畸形的观察。

二、口腔颌面部 B 超检查操作规范

1. 机器准备　接通电源，接通稳压器，预热 10 分钟。

2. 环境准备　操作室灯光适当调暗，便于 B 超图像观察。

3. 患者体位选择　颌面部 B 超检查前通常不需要特别的准备，根据病变的部位以便于能清晰显示图像及检查操作的原则来选择体位。

4. 检查方式　于相应部位涂耦合剂，调整探头灵敏度。探头轻触皮肤，于多个方向匀速扫过整个被查组织，多层面清晰显示其立体结构。

（1）对于舌的病变可用高频探头接触颏下皮肤检查舌根区域，而舌尖和舌腹的病变则可用术中探头伸入口内检查。

（2）间隙感染时，面部表浅部位用探头垂直于体表检查。

（3）观察咽旁间隙时，可将探头置于耳垂下至下颌升支后下缘。

（4）观察翼颌间隙时，可让患者头偏向对侧将探头紧贴于下颌升支后下缘内份，或用探头垂直下颌下区向上扫查。

5. 冻结图像进行测量记录。

6. 检查完毕时关闭电源。

三、口腔颌面部 B 超检查的诊断规范

1. 观察目标器官的大小形态是否正常对称，必要时使用多普勒超声观察其血流信号。

2. 观察内部回声特点，以正常组织结构为基础，不同声阻抗的组织回声性不同。当组织结构生理状态下如内部回声改变，应考虑有病变。

3. 观察器官的质地，超声实时图像可观察组织器官随呼吸而运动的情况，从而判断与周围组织有无粘连。当炎症发生时，探头接触皮肤厚度没有明显改变，质地较硬。

4. 观察器官间的相互关系，当邻近组织正常相互毗邻关系破坏时，应寻找原因。

5. 观察病损血液或淋巴转移区域有无淋巴结肿大现象。

6. 通过观察病损部位及上述各项指标，作出炎性、良性肿瘤还是恶性肿瘤的初步定性诊断，若有可能结合病史体征进一步提示可能的病理学诊断。

第十章

口腔影像专业药物临床试验
质量管理规范

为促进国内口腔医疗器械行业的发展,让国产化的口腔 X 射线摄影设备规模化投入临床应用,其前期的临床试验至关重要。

第一节　GCP 的基本概念及
医学伦理审查

一、GCP 的基本概念

GCP 即药物临床试验质量管理规范,是临床试验全过程的标准规定,包括方案设计、组织实施、监查、稽查、记录、分析总结和报告。

二、医学伦理审查与 GCP 相关性

GCP 与"赫尔辛基宣言"的原则相一致,使试验受试者的权益、安全及健康得到保护,同时亦保证了试验资料的准确性、真实性及可信性。在试验前,向所在机构单位的伦理委员会提出伦理审查申请,核查该临床试验方案及附件是否合乎道德,并为之提供公众保证,确保受试者的安全、健康和权益受到保护。在尚未获得审查同意前保证不开展本试验。

三、放射项目 GCP 应遵循的法规

为保障受试者和公众的健康及安全,开展放射项目的临床试验,必须遵循《中华人民共和国执业医师法》(1999)、《药物临床试验质量管理规范(GCP)》(2003)、《药物临床试验伦理审查工作指导原则》(2010)、《医疗技术临床应用管理办法》(2009)、《赫尔辛基宣言》(2008)、《医疗器械注册管理办法》(2004)、《放射性同位素与射线装置安全和防护管理办法》(2011)。

第二节 口腔影像专业药物临床试验
操作流程规范

一、项目负责人的确定及具备条件

接受申办项目后并确定项目负责人(PI)。项目负责人应具备下述条件:有国家食品药品监督管理局(SFDA)认可的 GCP 培训合格证明,副高级以上职称,有能力协调、支配和使用进行该项试验的人员和设备,有充足的时间参与临床试验的组织和实施。

二、制订相关标准操作规程

（一）SOP 的基本概念

标准操作规程(standard operating procedure, SOP)为有效地实施和完成某一临床试验中每项工作所拟定的标准和详细的书面规程。

（二）口腔颌面专用影像设备

主要包括数字化牙片机、数字化曲面体层摄影机、数字化锥束 CT 机。根据不同产品及性能,制订标准的操程:《牙片机标准操作 SOP》《数字化曲面体层 X 线机标准操作 SOP》《数字化锥形束 CT(CBCT)机标准操作 SOP》。其他标准操作规程,按所在药物临床试验机构制订的 SOP 执行。

（三）制订《不良事件及严重不良事件处理的 SOP》和《辐射安全制度及应急处理预案》

在临床试验过程中发生不良事件,研究者应立即对受试者采取适当的

治疗及处理措施,同时报告国家药品监督管理部门、卫生行政部门、申办方和伦理委员会。若发生受试者超剂量照射事故时,应当迅速安排受照人员接受医学检查或者在指定的医疗机构救治,同时对危险源采取应急安全处理措施。

(四)具体操作流程

1. 申办方联系机构或直接找到研究者。

2. 机构联系专业负责人,与专业负责人确定 PI;或申办方找到的研究者自己报备机构。

3. 机构要求申办方提交试验资料。

4. 通过伦理审查。

5. 签订临床试验研究合同。

6. 召开启动会。

7. 开展临床试验(试验时间超过 2 年,则每年递交中期报告)。

8. 试验完成,递交伦理结题申请、机构结题申请。

第三节　口腔其他亚专业药物临床试验的影像学检查规范

影像检查是医疗过程中重要的辅助手段,口腔各亚专业药物和器械的临床试验及各类规范化的临床研究治疗前、治疗中及治疗后影像检查的申请,均需执行标准操作规程。

一、申请操作流程

1. 研究项目组向放射科提起书面申请　申请内容包括:试验项目名称、编号、需要影像检查设备的类型、检查时间安排、试验负责人名字和科室,试验联系人员名字及联系电话,最后应有试验负责人的签字(表 10-1)书面申请经 GCP 办公室审核后,交放射科。

2. 由放射科与项目组成员讨论,通过、制订出相应标准化流程(表 10-2),附放射科备案号。归档备查并报 GCP 办公室备案。

表 10-1 GCP 影像检查计划申请表

试验项目名称					
试验负责人			编号		
试验时间		至		预计试验例数	
试验联系人			联系电话		
影像类型 （请在所需类型打"×"）	□全景 □头影测量侧位 □头影测量正位 □胸部正位片 □华氏位 □颞弓位 □后前位 □关节片 □咽腔造影 □CBCT（小视野） □CBCT（大视野） □牙片 □螺旋 CT				
其他					
试验负责人 签（章）	签（章）： 时间：			科 室	
GCP 办公室 意见	办公室主任签字： 机构盖章：				

填表说明：

1. 表中"试验时间"为影像检查的大致时间跨度，如时间为 2016 年 7 月至 2017 年 2 月；

2. 对影像检查有特殊要求者请在"其他"中注明。

表 10-2 GCP 影像检查标准化流程表

试验项目名称	
项目编号	试验负责人
联系人	电话
试验时间	
检查时间安排	
试验总例数	
影像检查设备安排	
预计费用	
项目负责人签字	
放射科负责人签字	
GCP 办公室备案	备案时间： 质控主任签字：

填表说明：

1. "影像检查设备安排"中应详细注明设备名称及相应检查室房间；

2. "预计费用"根据人数（动物数）和检查类型计算，是大概费用。最终费用根据实验实际情况计算。

3. 受试者需要检查时，由主管医师开具"影像检查申请单"，项目负责人签字，经 GCP 办公室签认备案（表 10-3）后，前往放射科登记室进行登记备案，"影像检查申请单"应详细而准确地填写相关项目。

表 10-3　GCP 辅助检查办公室备案登记

项目编号：

项目负责人		试验专业		
项目联系人		电话		
受试者姓名	辅查科室	检查项目	备案时间	备案人签字

4. 由放射科工作人员统一安排受试者按顺序进行影像检查。

5. 检查结束后，患者可自行离开。检查结果由试验组人员在规定时间内在放射科登记室领取，并做好记录。

6. 试验结束，应将试验相关申请、表格及各种记录归档保存。

二、特殊情况说明

1. 临床试验负责人签（章）应在放射科 GCP 档案中留底。

2. 影像检查的标准化流程一旦经放射科确认，不可随便更改；若必须更改，则试验联系人员应提交"更改申请"，说明原因，重新填写影像检查流程表。新旧影像检查流程表均应归档。

3. 临床试验中需要进行影像检查时，影像检查申请单需有试验负责人签（章），经 GCP 办公室签认、备案后至影像科检查登记室登记安排检查。无 GCP 办公室签认的放射申请，不按临床试验处理。紧急情况需要影像检查者，可在事后到 GCP 办公室补办备案。

4. 放射科药物临床试验登记表中的内容，均应详细填写，不可缺项，若查到缺项，将追究相关工作人员责任。临床试验影像检查登记表（表 10-4）。

表 10-4 GCP 影像检查登记表

项目编号：

试验项目名称								
项目 负责人				试验 专业				
项目组 联系人				电话				
编号	患者 姓名	登记 人员	检查 人员	检查 类型	检查 时间	报告 医师	报告 时间	报告 签收人

附录 1

心电图的危急值

1. 心脏停搏。

2. 急性心肌缺血。

3. 急性心肌损伤。

4. 急性心肌梗死。

5. 心率失常类　①致命性心律失常,包括心室扑动、颤动;②室性心动过速;③多源性、RonT 型室性早搏;④频发室性早搏并 Q-T 间期延长;⑤预激综合征伴快速心室率心房颤动;心室率大于 180 次 / 分的心动过速;⑥二度 Ⅱ 型及二度 Ⅱ 型以上的房室传导阻滞;⑦心室率小于 40 次 / 分的心动过缓;⑧大于 2 秒的停搏。

6. 低钾性 T 波增高。

口腔放射危急值

1. 颅面骨　①颅面骨骨折（包括颅底骨折）；②颅骨骨质吸收、破坏（包括感染或肿痛导致者）；③颅内异物；④眼眶内异物；⑤眼眶及内容物破裂骨折；⑥下颌颏部粉碎性骨折（导致舌后坠）。

2. 脊柱、脊髓疾病　X 线检查诊断为脊柱骨折、脊柱长轴成角畸形、椎体粉碎性骨折。

3. 呼吸系统　①气管、支气管异物；②液气胸，尤其是张力性气胸（单纯液胸除外）；③肺栓塞、肺梗死；④空洞型肺结核、粟粒性肺结核。

4. 循环系统　心包填塞、纵隔摆动。

5. 消化系统　食道异物。

参考文献

1. 中华人民共和国卫生部.放射工作人员职业健康管理办法,2007.

2. 中华人民共和国卫生部.放射工作人员的健康标准,2002.

3. 中华人民共和国卫生部.医用 X 射线诊断放射防护要求,2013.

4. 中华人民共和国卫生部.放射工作人员职业健康监护技术规范,2011.

5. 中华人民共和国卫生部.医学放射工作人员放射防护培训规范,2015.

6. 中华人民共和国卫生部.放射性同位素与射线装置安全和防护条例,2005.

7. 中华人民共和国卫生部.放射诊疗管理规定,2006.

8. 中华人民共和国卫生部.中华人民共和国职业病防治法,2016.

9. 国家卫生和计划生育委员会.国家卫生计生委关于修改《外国医师来华短期行医暂行管理办法》等 8 件部门规章的决定,2016.

10. 中华人民共和国主席令.执业医师法,1999.

11. 四川大学华西口腔医院.四川大学华西口腔医院规章制度汇编,2016.

12. 中华人民共和国卫生部.医院信息系统基本功能规范,2002.

13. 陈慧美,周学东.老年口腔医学.成都:四川大学出版社,2001.

14. 刘磊,郑晓辉,田卫东,等.69 例老年患者颌面部骨折的临床分析.华西口腔医学杂志,2006,24(3):281-282.

15. 雷荀灌.怎样阅读牙齿 X 线片.中级医刊杂志,1979,5,34.

16. 石冰,华成舸.华西口腔住院医师手册.北京:中国协和医科大学出版社,2015.

17. 王虎,郑广宁.口腔临床 CBCT 影像诊断学.北京:人民卫生出版社,2014.